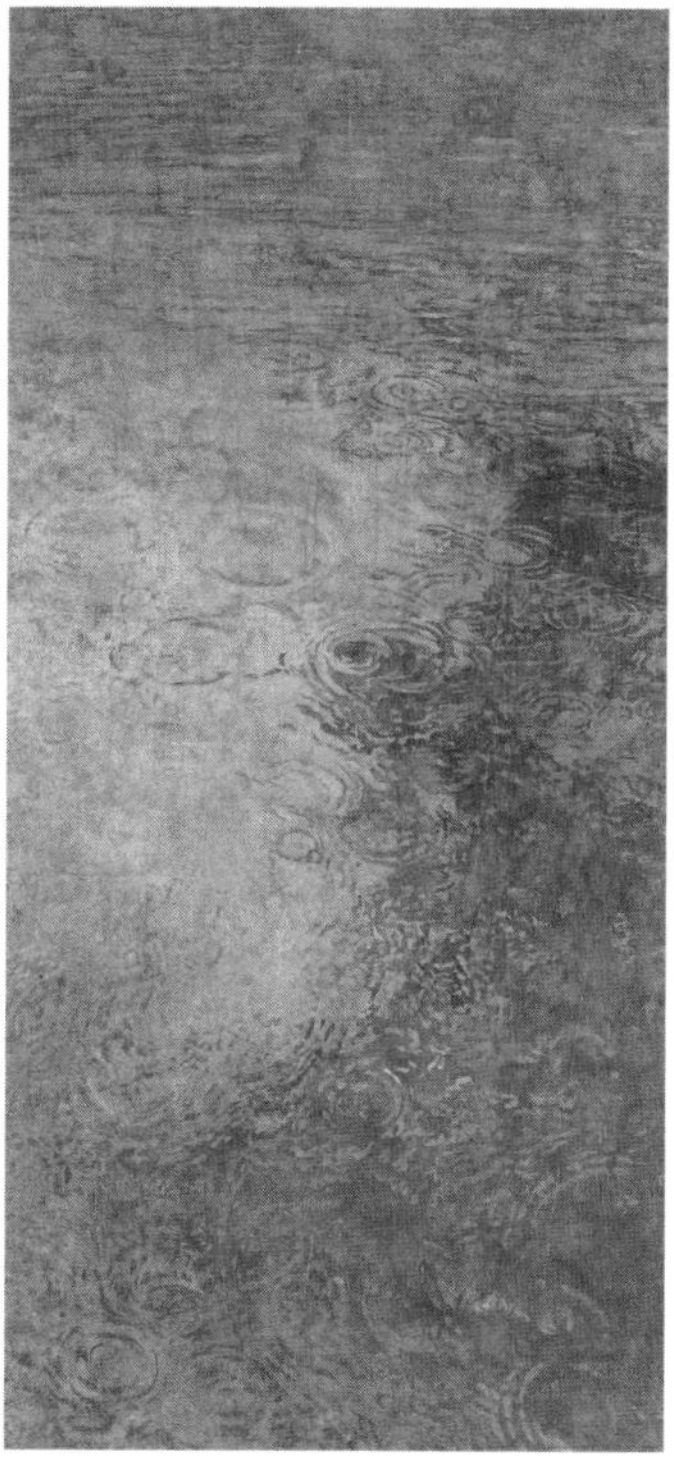

仏教看護論

藤腹明子

三輪書店

まえがき

「仏教看護」という概念を標榜して十二年、『仏教と看護―傍らに立つ―』という本を上梓してから七年が経とうとしています。その間、「仏教看護」という概念について、看護者や看護界から少しは関心をもってもらえたかどうかについて考えるならば、忸怩たる思いがあります。なぜならば、看護界に向けてその概念を知っていただくための努力を怠ってきたように思うからです。ただし、標榜した当初の思いは今も変わっていません。

当時、看護界や看護教育が志向していると思われる「看護」と、自分の看護に対する考えとの間に生じたある種の齟齬は今もなお続いています。次々と翻訳され、日本の看護界に移入されていくアメリカの看護理論やその方法論、そして、それらの理論や考え方をいち早く現場に導入しなければ、あたかも遅れをとるかのような風潮、それらを使えばそれまでの問題や課題が一挙に解決するかのような報告が次々とされる現状は、今もさほど変わっていないような気がしています。

看護に国境はなく、看護の本質も万国共通であることは疑いのないことです。しかし、日本においては、看護の対象も主体もそのほとんどが日本人であることを考えるならば、看護の在りようも日本の文化、宗教、国民性、風俗・習慣などの影響を受けざるを得ないでしょう。つまり、日本における看護には、日本および日本人の諸々の特質が反映された日本的な看護の必要性があるという思いは今も変わっていません。わが国にふさわしい看護の個別性と独自性を持つことによって、より日本的な看護が確立していくものと考えています。そして、仏教看護にその個別性と独自性を見出すことができるのではないかと思っています。

また、看護の対象は人であり、看護学は人が人にかかわる領域の学問です。しかも、看護の対象およびその内容は、人間の誕生前から死後の世話までを含め、「いのち」の「生老病死」のすべてにかかわるものであり、そこには当然のこととして、科学の力や人間の力では解決できないことも多々存在し、生じてきます。看護や看護学は、科学の対象となる事象のみならず、「癒し」や「救い」という領域の事柄をも問われる学問です。

看護が人間の「生老病死」という「いのち」の営みの過程にかかわる行為であるという点において、科学的な認識も非科学的な認識もともに重視される必要があるでしょう。科学的看護を実践する場合にも、看護を駆使する看護者が、その価値と方向性を宗教精神に置いたとき、それは新しい「科学的看護論」の一つになり得るものと考えます。

かたや、看護の領域のみならず、広く医療、福祉、介護、仏教の領域をも視野に入れて「仏教看護」という概念を使ってきました。平成十六年十二月には、「仏教看護・ビハーラ学会」を発足させました。その学会では、「多くの人々の利益のために、多くの人々の幸福のために」という仏の誓願を願いとして、「いのち」を主題とし、仏教を基にし、将来に活かせる日本的な「いのち」へのかかわりと理論と実践を開拓していくことを志向しています。

学会の趣意書の中に次のような一文があります。それは「いのちの問題を、仏教を経（縦糸）として、各専門分野の学を緯（横糸）に、我々の思惟と活動を梭（杼）〈ひ・機織機の横糸を通す道具〉として一枚の布に織り上げ、それを着心地のよい和服（より日本的なもの）に仕立て上げたいと考えているのです。そのような織り上げ方と仕立て方を示すことができるならば、それらの方法は世界中のどの民族衣装でも洋服にでも活用される可能性があるはずです」という文言です。

仏教看護という一枚の布を通じて、その織り上げ方と仕立て方を示すことができるならば、仏教看護の方法は世界中のどの民族衣装でも洋服でも、つまりその国の看護に活用される可能性があるということになります。言葉を換えれば、アメリカをはじめとする他国の看護理論や方法論であっても、日本の看護として根付く可能性もあるということです。しかし、現状においては、それらの移入された理論に基づいた看護が、現場に定着し、きちんと根付いているかといえば、必ずしもそうでないようにも感じられます。おそらく、それらの理論や方法論に、日本にふさわしい個別性と独自性を見出せない一面もあるからではないかと思います。

本書は、『仏教と看護—傍らに立つ—』を基にしつつ、新たに書き下ろしたものです。臨床看護に携わっている看護者の方に仏教看護に関心をもっていただけるように、また、看護学生の方にも理解していただけることを念頭に置きながら書き進めました。この本が、看護という行為を通じて、「多くの人々の利益のために、多くの人々の幸福のために」少しでもお役に立てば嬉しく思います。

藤腹明子

『仏教看護論』

目次

第3章　仏教看護の方法

第4章　仏教看護と観察

カバー画／樋田礼子（Toida Ayako）『雨の調べ』
ブックデザイン／臼井デザイン事務所

第1章

仏教看護の本質

仏教看護の本質とは、仏教看護そのものとして欠くことのできない、最も大事な根本の性質・要素のことです。すでに数多くの看護理論家たちによって、看護の本質に関する事柄が語られてきていますが、そこで取り上げられている「看護」の概念がそれぞれ異なるように、「仏教看護」には仏教看護の本質があります。つまり、従来の看護と仏教看護がどのように異なるのか、その本質的特性を明らかにすることが仏教看護の理解につながり、看護を実践しようとする看護者たちの行動を方向付けることになります。本章では、仏教看護の本質や特性に関する事柄を取り上げます。

1 人間と宗教

看護に「仏教」という言葉が付いている以上、宗教の概念を避けて通ることはできません。なぜならば、仏教は一つの宗教だからです。つまり、宗教とは何か、仏教とは何かを考えることなく、仏教看護を理解することは難しいように思います。そこで、ごく一般的な「宗教」と「仏教の特色」についてみておきましょう。

(1) 人間にとって宗教とは何か

人間にとって「宗教」とはどのような意味をもつものなのでしょうか。そのためには、宗教の概念を調べればいいのですが、宗教の定義は実に多いのです。代表的なものを拾ってみても百以上はあるといわれています。また、いろいろな観点からの定義の仕方があり、宗教を定義するのは、実に難しいことがわかります。まず、日本語における「宗教」にはどのような意味があるのでしょうか。『宗教辞典』（東大出版会）には、「仏教では、中国での仏典翻訳語の一つとして、仏教の真理を悟って到達した至高の境地を指す訳語に『宗』の字が当てられていた」とあります。つまり、宗教という言葉は、もともと仏教において用いられていた言葉であり、仏教の特定の教義の要旨を示すことを宗教と呼んでおり、宗教といえば仏教のことであったことがわかります。

その後、明治維新に際して西洋との接触があり、英語のレリージョン（religion）の訳語として「宗教」が用いられるようになり、宗教といえばレリージョンの概念をもって考えられるようになりました。レリージョンはラテン語のレリギオ（religio）に由来し、語源には「再び結び付ける」の意があります。つまり「人と神とを結び付けるもの」という意味が含まれています。講談社の『新大字典』では、宗教は「①〔仏〕根本原理。宗旨。②崇高偉大なあるもの（神や仏）を畏敬・尊崇し、これを人格化して信仰・帰依し、安心立命を得ようとするもの」とあります。『岩波国語辞典』では、「神または何らかのすぐれて尊く神聖なものに関する信仰。また、その教えやそれに基づく行い」と記されています。また、西田幾多郎氏は「宗教的要求は自己に対する要求である、自己の生命についての要求である。我々の自己がその相対的にして有限なることを覚知すると共に、絶対無限の力に合一してこれに由りて永遠の真生命を得んと欲するの要求である[1)]」と説いています。

これらの宗教の概念に共通するものは、人間を超えた存在に対する何らかの信念や思想、行動を含むものであり、それは人間を超えた存在である神仏への信仰を基本にしていることがわかります。いずれにしても、宗教とは神仏と人間の関係を説き、この宇宙のしくみや真実の世界を教え、いのちや生死の意味を明らかにしてくれるものであり、正しい生き方を示してくれるものではないかと思います。真の宗教は、人間にとって最大の疑問である「この世に生を受け、生きることの意味、目的、使命」を教え、考えさせてくれるもののようです。また、信仰とか信仰心という言葉を使いますが、信仰とは宗教上の教義を奉じ行うことであり、信仰心とは見ることも、触れることも、感じることもできないものを疑わないでまこと思い、信じることです。

また、一言で宗教といっても、それぞれの観点にしたがっていろいろに分類ができるようです。たとえば、世界宗教と民族宗教、多神教と一神教、伝統宗教と新宗教、啓典宗教とそれ以外の宗教などですが、ここではそのいちいちについては取り上げません。

(2) 仏教とは何か

筆者は仏教学の専門家ではないため、仏教とは何かについて学問的見地からまとめることは至難のわざです。したがって、仏教看護を標榜する看護者の立場から、基本的、常識的な仏教の特色について簡単に記しておきたいと思います。

❖仏教という宗教

仏教はゴータマ・シッダッタ(ゴータマ・シッダールタともいいます)といわれる歴史上の人物によって創始された宗教です。現在ではゴータマ・ブッダまたはブッタと呼ぶことが多いようです。仏教は、世界二大宗教あるいは世界三大宗教の一つです。前者は仏教とキリスト教のことであり、後者にはイスラム教が加わります。

仏教といえば、誰しもがその発祥の地インドを思い起こしますが、ゴータマ・ブッダの誕生地はネパールの中のルンビニーというところです。インドに仏教が誕生したのは、今から二千五、六百年も前にさかのぼります。仏教の開祖であるゴータマ・ブッダがいつ頃生まれ、いつ亡くなったのかについては諸説がありますが、確定的にはいえないようです。一般的には紀元前五世紀ごろともいわれています。

ところで、われわれはよく日常で「仏《ほとけ》さま」という言い方をしますが、仏というのは、古代インドの文語であるサンスクリット語の「ブッダ」に由来しています。ブッダというサンスクリット語に同じ発音の漢字を当てて訳したものが「仏陀」であり、「目覚めた人、覚者」という意味があります。つまり、仏陀は真理に目覚めた人であり、覚者だといえるでしょう。仏とは「仏陀」の「陀」を省略した語であり、われわれが普段仏さまという場合も、それがお釈迦さまであったり、阿弥陀さまであったり、観音さまであったりして、いろいろな仏さまがおられるということになります。

また、ゴータマ・ブッダのことを「釈迦」「釈迦牟尼」「釈迦牟尼仏」「釈尊」などともいいますが、釈迦とはゴータマ・シッダッタの属していた種族の名です。また「釈迦」とは「釈迦牟尼」の略称であり、釈迦族出身の聖者を意味し、尊称して「釈尊」といっています。釈尊はネパール人であり、活動したのは主としてインドでした。日本人にとっては、釈尊とかゴータマ・ブッダと呼ぶよりも「釈迦」あるいは「お釈迦さま」と呼ぶほうが、身近で親しみやすいようにも思われます。ここでは主として釈尊という言葉を使います。

仏教には八万四千の法門があるといわれています。この数は、きわめて大きな数の形容に過ぎませんが、釈尊はたえず現実をみつめ、さまざまな苦悩に対する教えを説き、人間の生きるべき道を明らかにされたのです。したがって、仏教にはキリスト教やイスラム教のように絶対的な宗教上の教義である経典はなく、逆に、その経典は厖大であるといえるでしょう。したがって、仏教の特質を一言でいうことは難しいのです。仏教辞典には、「釈迦の教えは、人間の生きるべき道を明らかにしたのであり、この道をダルマ（法）と呼んだ。人生の苦しみから脱し、迷いの生存（輪廻）を断ち切って自由の境地に至る。それが解脱であって、涅槃という。そのために、その関係性（縁起）を明らかにしようとした。その実践として、道徳的に悪い行為をせず、生活を清める。それは八正道の実践であり、中道のことでもある[2]」とあります。

❖釈尊の生涯

釈尊の誕生については諸説があるようですが、中村元博士は「誕生は西暦前四六三年、入滅は三八三年ということになると考える[3]」としています。また、釈尊の誕生日は四月八日であると一般に伝えられています。シッダッタは、父を国王シュッドーダナ（浄飯王）、母をマーヤー（麻耶）夫人としてその長子として生まれたといいます。王夫妻は王子の誕生をことのほか喜び、王子にシッダッタ（悉達多）と命名しました。悉達多とは、梵語で「目的成就」を意味する言葉です。

王子が誕生してわずか七日目に母マーヤー夫人が亡くなり、そののちは母の妹であるマハープラジャーパテイ（摩訶波闍波提）に育てられることになります。そして七歳の時から王として必要な教育を受け、十六歳の時に妃を迎え、後に妃との間に一子ラーフラ（羅睺羅）をもうけました。結婚して恵まれた家庭生活を送りながらも、深く人生の問題に悩み、ついに二十九歳の時に王宮を出て、ひとり求道の生活に入ります。父王、妃、小さな子どもを残し、一国の後継者としての立場を捨て、釈迦族の人々との別離を選び出家した釈尊には、われわれがはかり知ることのできない選択と決断があったことでしょう。

なに不自由ない境遇にあった釈尊が、なぜ出家をしたのかについては推察の域を出ませんが、よく引き合いに出されるものに「生老病死」に対する疑問があげられます。生老病死の苦を超えて永遠の安らぎを強く願い、すべての人々が苦しみから解放されることを心から願い、善を求めて出家したということは、出家の一つの理由として考えることができるのかもしれません。もちろん、他にもさまざまな理由があったことと思われますが、やはり持って生まれた天賦の宗教性が備わっており、仏陀になる素質をもった人であったと考えることができるでしょう。

出家者シッダッタは、故郷カピラ城をあとにし、師を求めてさすらい、修行者に師事しながら修行生活に入りますが、十分な成果を得ることができず、遂に師を求めることをやめ、自らのなかに仏を発見していく道を模索するようになります。そしてブッダガヤの菩提樹下において静座し、あらゆる雑念と誘惑に打ち勝って、ついに最初の悟りを得てゴータマ・ブッダとなります。出家後六年の月日が流れており、三十五歳の時のことでした。

その後釈尊は、四十五年もの長きに渡り布教のために諸国を巡り歩くことを続けます。そして、釈尊最後の旅を伝える『大般涅槃経《だいはつねはんぎょう》』の叙述によれば、釈尊はマガダ国の首都王舎城を出発し、ガンジス河を渡って北へ進み、クシナガラの地で八十歳で入滅（宗教的に目覚めた人が死ぬことを意味する）しました。釈尊の遺体は荼毘に付され、遺骨は八分され埋葬されたと伝えられています。

❖仏教誕生

仏教はゴータマ・ブッダ、つまり釈尊によって開かれた教えであり、釈尊が在世中に宗教としての地位を確立したことはいうまでもありません。しかし当時においては、仏教という一宗派も、現代における新宗教、新々宗教の類と同じような扱いをされていたと考えられます。したがって、仏教という一宗教が「宗教」としての体裁を整え、確立するためには釈尊の教えを整理し、体系化する必要がありました。

かくして、釈尊の入滅後間もなく、その遺法や遺戒をまとめるために、五百人の長老たちが王舎城に集まって第一回の結集《けつじゅう》（比丘たちが集まって、合議の上で聖典を編集する聖典編纂会議のこと）を行い、経を編纂したと伝えられています。その後、釈尊滅後一〇〇年頃、ヴェーシャーリで七〇〇人が集まり第二回の結集が催され、律蔵が編纂され、さらに滅後二〇〇年頃には一千人の比丘が参集し、経《きょう》律論《りつろん》の三蔵全部が修正されたとされています。

「三蔵」とは、仏教の典籍を総称したものであり、経蔵・律蔵・論蔵の三つを意味しています。古代インドでは、仏教の典籍はおおむねこの三つに分類されたようです。「経蔵」とは釈尊の説かれた教えのことであり、「律蔵」は釈尊が定められた規律や戒律を説いたものです。また「論蔵」は教えや戒律に関する意見や主張を集めたものであり、いわば学問的、研究的色彩を帯びたものでした。このようにして、釈尊の説法の概略がまとめられ、次第に整理されて普遍的な統一をみるにいたったのです。

2 仏教と看護

（1）科学的看護と仏教看護

いわゆる「科学的看護論」が主流の看護界において、なぜ「仏教看護」や「仏教看護論」を問うのか。それはいうまでもなく、看護の対象が人であり、人が人にかかわる領域のことだからです。しかも、看護の対象およびその内容は、人間の誕生前から死後の世話までを含め、いのちの「生老病死」のすべてにかかわるものです。当然のこととして、科学の力や人間の力では解決できないことも多々生じます。つまり、看護においては、科学のみでは解決できない「癒し」や「救い」といった領域の事柄が問われることもあるからです。

❖科学的思考

看護の領域においては、科学的思考が重視されています。では、「科学」はどのような概念を有する言葉なのでしょうか。講談社の『新大字典』には、「科学はある現象の因果を証明し概括して系統的の学理を有する学問であり、特に自然科学のこと」とあります。つまり、客観的な方法で対象とする現実の中から、法則や原理などの知識を求めていこうとするものであることがわかります。庄司和晃氏は、「科学的思考といいますのは、自分で利用しうるものを総動員して未知なるものに問いかけ、ヨリ正確な知識をえようとする思考であります。これを、科学的な知識すなわち誰でもが納得がいき、原則的にはそのことを確かめてみようと思えばいつでも確かめうる知識、それを手に入れようとする思考である、といってもよいのです[4]」としています。これらのことからも、科学的思考というのは、合理性、論理性、実証性、客観性、確実性などを特質とする思考様式であることがわかります。当然、科学的思考は看護を実践していくうえで必要なものであることはいうまでもありません。

ところが、人の誕生前、あるいは死や死後にかかわるような、客観的な説明が困難な事象や価値判断を求められるような事柄については、科学的知識や思考では対処しかねることがあります。たとえば、患者やその家族から「なぜ私の子どもが、障害をもって生まれてこなければならなかったのか」、「なぜ私が、がんのために死んでいかなければならないのか、何も悪いことをしていないのに」、「私は死ぬのが怖い、死にたくない。死んだらどうなるのか」などと問いかけられても、その必然性や実存的意味に対しては、科学としての医学や看護学の知識では答えることはできません。

❖非科学的思考法、前科学的思考法、宗教的思考法

科学的思考法に対して、非科学的思考法、前科学的思考法、宗教的思考法などの概念が使われることがあります。庄司和晃氏は、「科学の教育は非科学や前科学の教育との統一のもとにとりあげないと十全なものとはなりえないのではないか」と指摘し、この場合、非科学の代表的な例としては宗教や呪術を挙げ、前科学としてはコトワザや比喩などを数えることができるとしています[5]。

医療者には、先に述べたような「いのち」の「生老病死」に伴う、悩みや疑問、不安などに対して、その人自らが罹病の意味を納得し、受け入れ、その現実に対峙し、ときには、死さえも受け入れられるように病者やその家族の傍らに寄り添い、援助の手を差し伸べることが求められています。このような、事柄にもきちんと対峙できてこそ、医者や看護者は、真の治療者、看護者に近づけるように思われ

ます。もしも観念優位の宗教的思考法が、医療・看護における問題解決法として有用に働くことがあるとするならば、そのような思考法をも視野に入れた看護論は新しい科学的看護となり得るのではないでしょうか。

❖科学的看護と仏教看護

仏教看護が、看護を科学的に探求し、実践することを前提にしていることはいうまでもありません。看護を科学的にとらえることは、看護の方法論や、サービスの質を保証するうえでも重要なことです。その科学的看護に、非科学や、宗教的思考法に基づく価値観や方向性を与えることによって、時には、科学では解決できない事柄への対応が可能になることもあり得るのではないかと考えます。言葉を換えれば、看護の対象は人間であるがゆえに、科学的、一般的な法則性がすべて当てはまるとは言い難い面があることも視野に入れて、看護をとらえることが大切であるということです。

科学的知識は、それがどれだけ発展しても、私たちが生きていくうえで大切な価値観や信仰・信条に伴う知識を提供してくれるものではありません。たとえば「人間存在の理由」「罹病の意味」「生き方」「正しい心の在り方」「死後の生」等の事柄に関する問いかけに対しては、科学的知識は私たちに答えを提供してくれるものではないのです。

一方、非科学である宗教は、絶対的価値の基準を示すものです。宗教はさまざまな事象に対し、人間が生きていくうえで大切な価値判断の基準を示してくれるものであり、倫理や道徳の基礎をもなしています。このように科学と宗教には、本来、質的な相違がありますが、看護の主体も対象も人間であるということ、看護はその人間の「生老病死」という「いのち」の営みの全過程にかかわる行為であるという点において、科学的な認識も非科学的な認識もともに重視される必要があるのです。

つまり、科学的看護を実践する場合にも、看護を駆使する看護者がその価値と方向性を宗教精神に置いたとき、それは新しい「科学的看護」になり得るものと考えます。したがって、「仏教看護」は、科学的看護に価値と方向性を与えた新しい看護論の一つになり得る可能性を持っていると思います。

(2) 仏教看護であることの意味

❖古代・中世の医療・看護と仏教

では、なぜ新しい科学的看護の可能性を「仏教看護」に求めるのかといえば、その理由の一つは、日本の看護の歴史は仏教を抜きにしては語れないからです。ヨーロッパにおける看護の出発点がキリスト教精神を基として行われてきたように、日本の看護も大陸から渡来した仏教の精神から出発しています。仏教の熱心な信者でもあった聖徳太子(五七四〜六二二)の建立といわれる四天王寺の四箇院(施薬院、療病院、悲田院、敬田院)は、看護史にもその名をとどめており、看護という行為が仏教の精神とともに始まり、救療活動へと発展していったことが知られます。

施薬院は病者に薬を施すところ、療病院は病者を収容して治療と看護を行うところ、悲田院は身寄りのない者や老人を保護するところ、敬田院は仏法修行の道場であり、人間教育の場でした。この説は伝承にすぎず、歴史学の通説であるという考え方もあります。しかし、施薬院や悲田院が最初に設けられた時代が聖徳太子の時代とは異なり、しかも四天王寺ではなく別の寺院であったとしても、仏教と看護が深く結びついていた事実に変わりはありません。記述の上では、養老七年(七二三)に最初の施薬院、悲田院が興福寺に設けられ、施薬院では貧窮の病者に薬が施され、悲田院では貧民、孤児などが収容され、物が施されたことが知られています。

また、僧である行基（六六八〜七四九）や唐から来日した鑑真（六八八〜七六三）は、さまざまな救療活動にたずさわっています。中世においても、僧である叡尊（一二〇一〜一二九〇）や忍性（一二一七〜一三〇三）等が、救護精神のもとに救護施設を建てたり、救護活動や救療活動などの救療事業を行ったことは、歴史的にも知られています。あるいは、僧の然阿良忠（一一九九〜一二八七）が、一二四〇年に書き記した仏教書『看病用心鈔』には、看護に関する叙述がみられることなども興味深い事実です。

このように一部の資料を見るだけでも、少なくとも日本の看護は仏教の精神、すなわち慈悲の心を基として、病人や貧しい人々の世話をすることから始まっており、さらには時代を越えて看護と仏教の結びつきを期待した人たちがいたことがわかります。仏教が、人間の「いのち」、いのちの「生老病死」、人間本来の「生き方や幸せ」を考えてきた世界をもっているとするならば、その仏教が教えるところの理念、知恵、方法論を取り入れた「仏教看護」を考える意義は大きいでしょう。

❖日本的な看護としての仏教看護

科学的看護の可能性を「仏教看護」に求める二つ目の理由は、より日本的な看護を追及したいという点にあります。わが国は第二次世界大戦後、連合軍総司令部の占領下におかれたことから、戦後の占領政策とともに、アメリカの看護指導者によって新しい看護の考え方や施策が導入され、アメリカに遅れをとりながらも同じような専門職化の道をたどってきました。したがって、日本の看護や看護理論、看護研究などはアメリカから入ってきた科学的看護論の影響を色濃く受けながら発展してきています。日本語に翻訳される新しい看護理論や方法論は、次々と日本の看護現場に取り入れられています。

しかし、移入されたそれらの看護理論や方法論は、はたして日本の看護現場に受け入れられ、しっかり根付いているのでしょうか。臨床看護師や臨地実習の指導者のための研修会に招かれることがありますが、参加者の中には、次から次へと翻訳される理論や方法論を十分に吟味しないまま現場に取り入れることに対する疑問を呈する人たちもいました。あるいはカタカナ用語の概念に違和感を感じているという人もいました。

つまり、たとえそれらが素晴らしい理論や方法論であったとしても、翻訳したそのままでは真の根付きにはなっていかないのではないかということです。なぜならば、看護の在り方にも、その国の文化、宗教、国民性、歴史、風俗・習慣などが反映されるものであり、日本における看護には、日本および日本人の諸々の特質が反映されるものであると考えるからです。

もちろん、看護の対象は人間であり、看護の本質においては万国に共通する面も多くあります。仏教看護では、そのことを認識したうえで、さらにわが国にふさわしい個別性と独自性をもった看護を考えることが目的なのです。ひいては、それがより日本的な看護の在りようにつながっていくことでしょう。よって、仏教文化圏で育まれてきた日本人にとっては、キリスト教文化圏で生まれた看護理論や方法論よりも、仏教が教えるところの理念、知恵、方法論を取り入れた看護論の方が、むしろこの国に根付いていく可能性を秘めているものと考えます。

3　仏教看護の本質

仏教看護の概念を理論化し、具体的な方法論にまで言及したものが「仏教看護論」です。仏教看護論が一つの看護理論として認められ、将来、看護学の中の一つの専門領域として位置づけられ、体系化されるためにも、まずは理論化していく必要があります。本節では、仏教看護を概念規定し、仏教看護の基本構造、仏教看護の前提および理論上の主張について取り上げながら、仏教看護の本質や特質について概観します。

(1) 仏教看護の定義

理論研究の出発点は「定義」をする作業であるとよくいわれます。定義をすることによって、その概念の内容を構成する本質的特性が明らかになり、他の概念から区別できるからです。看護の理論研究においても、まずは看護に定義を与えること、そして看護において用いられる主要な用語の概念を明確にし、看護の前提となるもの、理論上の主張、論理形態等を整理していくという過程をたどる場合が多いようです。

まず、仏教看護の本質的特性を明らかにするうえで、「仏教看護」を定義しておきましょう。広義の定義としては、「仏教看護は一切の生きとし生けるものすべてにかかわる看護の理論と実践の体系」ということが前提になりますが、ここでは、より狭義の意味で定義しておきます。

「仏教看護は、人間の生老病死にともなう肉体的・精神的苦痛や苦悩に対して、その人自らがその苦を引き起こしている原因や条件に気づき、その苦を滅するための正しい方法を行じて、めざすべき理想の姿にいたることができるように、個人、家族、集団に対して援助するとともに、看護される者、する者がその関係のなかでともに成熟することを目的とする」

この定義文から仏教看護の概念化を試みるならば、仏教看護の対象は、「人間」であり、具体的形としては、「個人、家族、集団」となります。目的は、「その対象がそれぞれにめざすべき理想の姿にいたること」と「人として成熟すること」です。その目的に達するための方法は、「その人自らがその苦を引き起こしている原因や条件に気づくような方法」であり、「その苦を滅するための正しい方法を行じること」によると考えられます。

また、看護の主体である看護者も、看護の対象になり得る存在です。対象への看護実践を通じて、看護者自らもさまざまな人生苦の現実や生きることの意味・疑問に対峙することになるでしょう。したがって、仏教看護は、看護の対象も主体も、「生老病死」に伴うさまざまな苦しみに向き合いながら、絶対の真理、真実の道理に気づかされ、ともに人間的成熟をめざすものです。

❖成熟の概念

仏教看護の目的にも使われている「成熟」という概念は重要です。岩波の国語辞典には「成熟とは（人間の体や心が）十分に成長すること」とありますが、ゴードン・オルポートという心理学者は、人格の成熟について考察し、成熟した人格の基準について次のように述べています。つまり、「成熟したパーソナリティは（1）広く拡大された自己意識をもつ。（2）直接あるいは非直接的な接触において自分を他者に暖かく関係づけることができる。（3）基本的な情緒的安定を持っており、自分を受容している。（4）外的な現実に従って喜んで知覚し、思考し、行為する。（5）自己を客観視、洞察とユーモアの能力がある。（6）統一を与える人生観と調和して生活する」[6]としています。

また、フランク・ゴーブルは、その著書『マズローの心理学』のなかで、「成熟した人間にあっては、善悪の対立など問題外であり、彼らは常にすぐれた価値を選びかつ好むこと、成熟した個人は自分自身への健康な敬意、つまり自分は有能かつ適任であるという知識に基づいた敬意をもっていること、心理的に成熟した人間は、神秘的なもの、未知のもの、また説明可能なものに魅せられる」[7]としています。

仏教では、この世的な肉体を中心とした迷いを吹き消した状態にいたることを「涅槃《ねはん》」といいますが、人間はこの涅槃の境地をめざしている存在ではないかと思われます。つまり、この世のさまざまな苦しみの中にあっても、その苦しみにもがきおぼれることなく、それらの苦しみを客観視、達観視できるようになることが「涅槃寂静《ねはんじゃくじょう》」の境地であり、この境地が人間としての最終的な自己実現のあるべき姿であり、人間的成熟の姿であると考えます。

病者であれ、看護者であれ、人間が自身の「生老病死」に対峙し、他者の「生老病死」に向き合い、「いのち」をめぐるさまざまな問題、苦しみを解決していくためには、まさにこのような人間的成熟が求められます。そして、このような人間的成熟は、医療・看護の場において体験され、高められていく機会が多いように思います。

(2) 仏教看護の前提と理論上の主張

❖仏教看護の前提

仏教看護の前提とは、仏教の教えである「経律論《きょうりつろん》」に看護の価値と方向性を求めた「看護」に位置づけられ、それは仏教の人間観、苦観、生活観、環境観などをその基本に据えています。

仏教看護の目的は仏教の教えから導かれる看護の方法論と、対象と看護者との人間関係の過程において達成されます。仏教看護にかかわる看護の専門家には、看護師、助産師、保健師などが含まれ、それぞれに独立・連携しつつ機能するものです。

また、仏教看護の実践をめざす看護専門家は、仏教看護の概念を理解し、その役割・機能を認識していることが求められます。さらに、人間および自身の「生老病死」に関心を払い、対象の「生老病死」に伴うさまざまな必要に接近できなければなりません。当然、看護者自身も看護の対象になり得ること、そして、看護の実践を通じて人間として成熟していくことの大切さを自覚していることが大切です。さらにまた、自らの生き方においても仏教の教え、精神に関心を払い、謙虚に学ぶ姿勢と自己の生死観を形成する態度が求められます。看護を実践するうえで、仏教の教えから導かれる倫理観を尊重する態度も必要となるでしょう。

前提とは、ある現象についての理論を真であるとして受け入れるためには、これもまた真であるとして受け入れなければならない現象についての信念であり[8]、信念とは、真理として受け入れられた見解もしくは確信であって、必ずしも科学的知識によって裏付けられている必要はない[9]とされています。

❖仏教看護のメタパラダイム

看護理論やモデルにはそれぞれ理論上の主張がありますが、それがどのような考え方を基本に置いているのかによって、特徴ある認識の範疇に分類されることがあります。一般的に、看護の理論やモデルは、看護のメタパラダイムの概念についてどのように記述、説明し、関連づけるかという点から分類されることが多いようです。

看護のメタパラダイムは、看護学や看護の専門職を体系化するための概念的、哲学的、理論的な枠組みのことであり、看護の理論やモデルの体系化の指針となるものです。看護のメタパラダイムは、「人間」、「健康」、「環境」、「看護」という四つの概念によって説明されることが多いようですが、看護学の発展過程のなかで、その概念は修正、変更がされることがあります。

仏教看護にも理論的な基盤が必要であることはいうまでもありません。したがって、その理論的根拠を明らかにしていくためには、まずは仏教看護のメタパラダイムを明らかにする必要があります。仏教看護のメタパラダイムは、「人間」、「苦」、「生活」、「環境」、「仏教」、「仏教看護」という6つの概念であり、それらの概念間の主要な考え方や価値の関連性を記述し、命題を立てていく作業が求められます。このようにして、仏教看護の理念を明らかにしていくことが、具体的な仏教看護の実践にも方向性を与えることになるでしょう。

そして、仏教看護の理論において組み立てられた理論や原理は、それを実践する現場での体験や経験を通じて検証され、修正され、発展していくことになります。やがてはそれらが「仏教看護学」の体系化にもつながっていくことになるでしょう。いずれにしても、仏教看護の目標や課題、仏教看護の真偽が実践の場において経験的に検証できなければ、それは一つの看護理論とはなり得ません。

❖仏教看護の理論上の主張

看護理論を特徴あるカテゴリーに分類する際に、「大理論あるいは広範囲理論」、「中理論あるいは中範囲理論」という分け方をする場合があります。前者は範囲の広い理論で複雑であり、看護全体を説明するような理論です。たとえば、レイニンガーの文化ケアの多様性と普遍性に関する理論、オレムのセルフケア理論、パースイの人間生成理論などは大理論に分類されます。後者はより限定された理論であり、さまざまな看護場面におけるある特定の現象を記述したり、現象間の関連性などを説明した理論です。たとえば、ストレス・コーピング理論、発達に関する理論、危機理論などはこの中間理論に入ります。

また、看護理論を主なテーマに従ってカテゴリーに分類する場合もあります。ある理論家たちは、「ヒューマニスティック看護のアートと科学」、「対人関係」、「システム」、「エネルギーの場」というカテゴリーに分類しています[10]。

あえていま、仏教看護論がどのような範疇の看護理論に属するものであるのかを考えるならば、それは「宗教的看護論」「日本的看護論」「文化的看護論」などの特徴のある看護論の範疇に位置づけられることになるかもしれません。将来的には大理論になり得る可能性をもっていると思います。

仏教を基本に置いた看護の主要概念、それら各概念についての特定の信念の検討、およびそれぞれの概念間の関係や命題については、第2章で取り上げますが、ここでは仏教看護における主要概念・前提などから導かれる、仏教看護の理論上の主張について整理しておきます。

1. 仏教看護は、仏教の教えに看護の価値と方向性を求めた看護論に位置づけられるものであり、その理念は仏教の「人間観」「苦観」「生活観」「環境観」などから導かれるものである。

2. 仏教看護の目的は、仏教の教えから導かれる看護の方法論によって導かれ、仏教看護の目的を理解している看護者と対象との人間関係の過程において達成される。

3. 仏教看護の対象である人間は、誕生・成長・衰退・死という過程をたどる存在であり、それは人間にとって自然ないのちの営みの過程である。また、人間は相互に依存し、関係し合う性質を有しており、支え合って初めて存在することができる。

4. 人間は、避けることのできない「生老病死」といういのちの営みを通じて、人生の苦や無常を知り、真実の世界に気づく可能性をもった存在である。仏教看護は、看護される者、する者がその関係のなかで、共にその真実に気づき合うことを目的としている。

5. 看護者の仏教看護に対する関心、知識、技術、態度、信念が、仏教看護の質を左右し、決定する。

6. 仏教看護に携わる看護者は、自らも「生老病死」に向き合い、生と死の超克しがたい一線を超えるための努力を怠らない。

引用文献

1）西田幾多郎著『善の研究』（岩波文庫、一九九八年、二〇九）
2）中村元他編『岩波仏教辞典』（岩波書店、一九九二年、三七七）
3）中村元著『原始仏教その思想と生活』（日本放送出版教会、一九九五年、三五）
4）庄司和晃著『科学的思考とは何か』（明治図書、一九九三年、五二）
5）同右、一一二
6）ゴードン・オルポート著、今田恵監訳『人格心理学』（誠信書房、一九六八年、三九一、三九二）
7）フランク・ゴーブル著、小口忠彦監訳『マズローの心理学』（産能大学出版部、一九九五年、四六、四七、六九）

8）アン・マリーナー―・トメイ編、都留伸子監訳『看護理論家とその業績』（医学書院、一九九一年、一二一）
9）ガートルード・トーレス、マージョリ・スタントン著、近藤潤子、他訳『看護教育カリキュラム―その作成過程』（医学書院、一九八八年、三二）
10）アン・マリーナー・トメイ編、都留伸子監訳『看護理論家とその業績』（医学書院、一九九一年、まえがき）

第2章

仏教看護の主要概念

本章では仏教看護のメタパラダイムについて取り上げます。前章で述べたようにメタパラダイムは、その学問が関心をもつ現象を明らかにするきわめて抽象的な概念と、その現象間の関係性を説明する一般命題から成り立っているといわれています。[1)] 一般に看護のメタパラダイムとしてよく取り上げられるのが「人間」、「健康」、「環境」、「看護」の四つの概念ですが、最近では、この四つの主要概念から「看護」を削除すべきであるという考え方や、この四つに変わる別の主要概念を提案する看護理論家もいます。

仏教看護のメタパラダイムは、仏教看護学あるいは仏教看護を体系化するための概念的な枠組みであり、特に関心のある現象として「人間」、「苦」、「生活」、「環境」、「仏教」、「仏教看護」の六つの概念によって説明することができます。本章では、それらの主要概念および概念間の関連性について取り上げます。

ところで、仏教が説かれた時代は、紀元前五世紀もしくは六世紀のことです。現代との間には、時代的・歴史的にも隔たりがあり、文化的、民族的、宗教的な面からみても歴然とした相違があることは否めません。看護が人と人との間で交わされる行為であるという点においては、時代や民族を超えて、その本質には変わらないものもあるかもしれませんが、やはり、現代の看護者たちに理解でき、納得できる理論でなければなりません。そこで、仏教の教えを基本に据えつつ、現代人にも理解可能な仏教看護の主要概念について、その考え方と価値の関連性に関することを取り上げます。

1 人間という概念

人間をどのような存在としてとらえるかが、看護の質を大きく左右します。看護系の教科書では、人間を生物学的、心理的、社会的存在としてとらえたり、身体的、精神的、社会的、霊的存在としてとらえています。あるいは、身体と精神という側面を有する生活体や、心身の統合体としてとらえる場合もあります。あるいはまた、人間を性的存在としてみようとするものもあります。人間とは、どのような存在なのかについて、簡潔に定義づけることは難しいようです。本節では、仏教の教えを基本に据えながら、仏教看護における人間観について概観します。

(1) 人間は五蘊仮和合としての存在である

❖五蘊仮和合《ごうんけわごう》

釈尊の教えに最も近い原始仏教以来、人間存在は五種の構成要素（五蘊）によって成り立っているととらえられてきました。五蘊の「蘊」とは集まりの意味で、人間を五つの集まりに分けて示したものです。五蘊とは色蘊《しきうん》・受蘊《じゅうん》・想蘊《そううん》・行蘊《ぎょううん》・識蘊《しきうん》の五つの要素をさし、最初の色蘊が物質的要素としての肉体を、受・想・行・識の各蘊が精神的要素を意味しています。人間は、この五つの要素が仮に合わさってできた生命体であり、存在であるという考え方が五蘊仮和合です。これらは仮の和合であるため、何らかの原因や条件によって壊れるときが必ず生じるということになります。

もう少し具体的にいうならば、五蘊は人間の心身の全体をさしており、色蘊は人間の物質的要素、肉体を意味します。「受」は感受作用、「想」は表象作用、「行」は意志作用、「識」は認識作用をさし、この四つは人間の精神的作用や行為を表しています。「受」は感受・印象作用のことであり、「想」は受け止めた印象を思い浮かべる表象作用でありイメージをつくる力です。心の中に感受したものを思い浮かべ、表象し、概念化することです。「行」は意思と行動作用をさしており、イメージを具体化するための行動であると考えられます。そして、その行動に向けての判断をすることが「識」であり、識には認識力が伴うことになります。このように、最初期の仏教では、人間を肉体（色）と精神（受・想・行・識）に分けてとらえていることがわかります。

　原始仏典の中でも最古の仏典ともいわれるものに『スッタニパータ』があります。『スッタニパータ』は、その大部分が詩偈で盛られた経であり、『ブッダのことば』（中村元訳、岩波文庫）として和訳されています。その中に、人間の肉体について次のような記述があります。

「或いは歩み、或いは立ち、或いは坐り、或いは臥《ふ》し、身を屈《かが》め、或いは伸ばす、―これは身体の動作《どうさ》である」（第一九三偈）

「身体は、骨と筋《すじ》とによってつながれ、深皮と肉とで塗《ぬ》られ、表皮に覆《おお》われていて、ありのままに見られることがない」（第一九四偈）

「身体は腸に充《み》ち、胃に充ち、肝臓《かんぞう》の塊《かたまり》・膀胱《ぼうこう》・心臓・肺臓・腎臓《じんぞう》・脾臓《ひぞう》あり、鼻汁・粘液《ねんえき》・汗・脂肪《しぼう》・血・関節液・胆汁《たんじゅう》・膏《あぶら》がある」（第一九五―一九六偈）

「またその九つの孔《あな》からは、つねに不浄物《ふじょうぶつ》が流れ出る。眼からは目やに、耳からは耳垢《みみあか》、鼻からは鼻汁、口からは或るときは胆汁を吐《は》き、或るときは痰《たん》を吐く。全身からは汗と垢とを排泄《はいせつ》する」

（第一九七―一九八偈）

「またその頭（頭蓋骨）は空洞《くうどう》であり、脳髄《のうずい》にみちている。しかるに愚《おろ》か者《もの》は無明《むみょう》に誘われて、身体を清らかなものだと思いなす」（第一九九偈）

「また身体が死んで臥《ふ》すときには、膨《ふく》れて、青黒くなり、墓場に棄てられて、親族もこれを顧《かえり》みない」（第二〇〇偈）

❖五蘊仮和合と六根《ろっこん》

五蘊仮和合としての人間は、「六根《ろっこん》」に支配されて生きていく存在であると考えられます。六根の「根」とは、機能・能力などの意があり、ある作用を起こす力をもったものであり、具体的には感覚を起こさせる感覚器官をさしています。つまり、人間は眼《げん》・耳《に》・鼻《び》・舌《ぜっ》・身《しん》（皮膚）・意《い》の六根（六つの拠りどころ）によって感じ取る力を与えられており、この六根に支配されて生き、生活していると考えられます。眼根とは視覚能力もしくは視覚器官のことであり、同様に耳根は聴覚、鼻根は嗅覚、舌根は味覚、身根は触覚についての能力ないし器官のことです。意根は他の五根が感覚能力であるのに対し、知覚能力または知覚器官を意味しています。

そして、これらの感覚器官はそれのみで成立するのではなく、それに対応する色《しき》・声《しょう》・香《こう》・味《み》・触《そく》・法《ほう》の六種の対象（六境）があって、六種の認識作用が生じることになります。たとえば、眼という感覚器官は対象を眼で見て、それが何なのかを判断します。つまり、見ている主体・主観である私と、見られる対象・客体となるものがあって、それをどう判断するかという認識が生じるのです。われわれ人間は、誕生してから死ぬまで、これら六根の一つである「意」と他の五根である視覚、聴覚、嗅覚、味覚、触覚などの感覚器官を通じて、つねに外界や事象と反応し合いながら具体的な生命活動を行っています。言葉を換えれば、人間はこれらの感覚器官を通じて、見たり、聞いたり、嗅いだり、味わったり、触れたりしながら、それらに対してさまざまに感じ、認識し、反応を繰り返しながら生き、生活している存在であるといえるでしょう。

❖人間と心

では、あらゆる事象に対してさまざまに感じ、認識し、反応している主体とは何なのでしょうか。それは人間の「意識」であると考えられます。あるいは、あらゆる認識作用を行動に移す認識主体としての「心」といってもいいのかもしれません。仏教辞典には、「心《しん》・意・識《しき》を同義異名とみる[2]」とあり、〈識〉は認識作用、識別作用としてはたらく心であり、〈意〉は思いめぐらす心のはたらきであるとあります[3]。いわゆる心とは、先に取り上げた六根の中の「意」に相当するものであり、色・受・想・行・識における意識作用の主体、あるいは認識作用を行動に移す認識主体としてとらえることができるようです。

ナイチンゲールは「看護を実践していくうえで、どのような訓練を受けたとしても、もし感じとることと、自分でものを考えることの二つが会得できなければ、その訓練も無用のものとなってしまう[4]」としていますが、この〝感じ取り〟、〝考えている〟実体が心であり、この心は、つねに「眼・耳・鼻・舌・身」の五つの感覚器官を通じて内外からの刺激を感受し、それに反応してはたらきを起こしていると考えられます。つまり、あらゆる事象に対してさまざまに感じ、認識し、反応しているのは、人間の心であると受け止めてもいいでしょう。そして、人間の心の作用や反応はつねに揺れ動き、時々刻々と変化していますが、性別、年齢、環境、状況、条件などがその人の心の作用や反応に影響することがあります。この心を具体的、客観的に証明することは難しいようですが、だれもが人間には心があることを疑わず、確実にあるものと実感しています。

❖仏典における心の記述

仏教では人間の「心」をどのようにとらえているのでしょうか。仏典には、心について次のような記述があります。

「迷いもさとりも心から現われ、すべてのものは心によって作られる。ちょうど手品師が、いろいろなものを自由に現わすようなものである」

「人の心の変化には限りがなく、そのはたらきにも限りがない。汚れた心からは汚れた世界が現れ、清らかな心からは清らかな世界が現れるから、外界の変化にも限りがない」

「心はたくみな絵師のように、さまざまな世界を描き出す。この世の中で心のはたらきによって作り出されないものは何一つない」

「この世界は、心に導かれ、心に引きずられ、心の支配を受けている」

（『和英対照仏教聖典』仏教伝道協会、二〇〇〇年、九七～一〇一頁）

「ものごとは心にもとづき、心を主とし、心によってつくり出される」（第一偈）

「心は、動揺し、ざわめき、護り難く、制し難い。英知ある人はこれを直《なお》くする――弓師が矢の弦を直くするように」（第三三偈）

「心は、捉《とら》え難く、軽々《かろがろ》とざわめき、欲するがままにおもむく。その心をおさめることは善いことである。心をおさめたならば、安楽をもたらす」（第三五偈）

「心は、極《きわ》めて見難く、極めて微妙であり、欲するがままにおもむく。英知ある人は心を守れかし。心を守ったならば、安楽をもたらす」（第三六偈）

「心は遠くに行き、独り動き、形体なく、胸の奥の洞窟にひそんでいる。この心を制する人々は、

死の束縛からのがれるであろう」（第三七偈）

（中村元訳『ブッダの真理のことば』[5]）

右記の言葉は、仏典の中の一部に過ぎませんが、心が多様な特徴や作用を有していることを示しています。「この世の中で心のはたらきによって作り出されないものは何一つない」ということは、人間のあらゆる所作、つまり、感受、認識、反応、言葉、行為、行動なども、心から生じ、心が支配しているということになります。言葉を換えれば、心は人間を構成している五つの要素である肉体と四つの感覚器官を支配し、それらを活動させている基といえるでしょう。また、心は自ら制し難い側面を有していると同時に、制することもできるものであるということに注目したいと思います。いずれにしても、仏教では心をきわめて大切なものとしてとらえていることがわかります。

（2）人間は変化変転し続けている存在である

三法印とは仏教教理の特徴をあらわす三つのしるしのことですが、あらゆる現象は変化してやまないこと（諸行無常《しょぎょうむじょう》）、いかなる存在も不変の本質を有しないこと（諸法無我《しょほうむが》）、迷妄の消えた悟りの境地は静かな安らぎであること（涅槃寂静《ねはんじゃくじょう》）の三つをいいます[6]。これに（一切皆苦《いっさいかいく》）を加えて四法印とすることもあります。諸行とは「一切の存在するもの」のことであり、諸法とは「すべての存在要素、あらゆる存在、事物」のことです。つまり、われわれの経験するあらゆる現象は変化してやむことがなく、人間存在を含め、すべてのものは瞬時たりとも同一のままではありえず時々刻々に移り変わり変化していることを教えています。

人間の心がそうであるように、人間の身体ひとつ取り上げてもそのことがよくわかります。たとえば、身体細胞は生成と死滅を繰り返しながら一時もとどまらず変化し続けています。変化し続けているがゆえに、生命を維持し、一定の均衡を保つことができていると考えてもいいでしょう。釈尊は、弟子であったアーナンダに対して「アーナンダよ。生じ、存在し、つくられ、破滅する性質のものが、(実は)破滅しないように、ということが、この世でどうして有り得ようか？　このような道理は存在しない」[7]と語りかけています。この言葉も、この世に存在するものはすべてこのような法則の下にあることを教えています。また、『スッタニパータ』の中に人間について次のような記述があります。

「この世における人々の命は、定まった相《すがた》なく、どれだけ生きられるか解《わか》らない。惨《いた》ましく、短くて、苦悩をともなっている」(第五七四偈)
「生まれたものどもは、死を遁《のが》れる道がない。老《お》いに達しては、死ぬ。実に生あるものどもの定《さだ》めは、このとおりである」(第五七五偈)
「熟した果実は早く落ちる。それと同じく、生まれた人々は、死なねばならぬ。かれらにはつねに死の怖《おそ》れがある」(第五七六偈)
「たとえば、陶《とう》工のつくった土の器が終にはすべて破壊されてしまうように、人々の命もまたそのとおりである」(第五七七偈)
「若い人も壮年の人も、愚者《ぐしゃ》も賢者も、すべて死に屈服してしまう。すべての者は必ず死に至る」(五七八偈)
「ああ短いかな、人の生命よ。百歳に達せずして死す。たといそれよりも長く生きたとしても、また老衰のために死ぬ」(第八〇四偈)

（中村元訳『ブッダのことば―スッタニパータ』岩波文庫、一九九一年）

先にも述べたように、人間の身体細胞は生成と死滅を繰り返し変化し続けていますが、やがてはその過程も終わりを迎えます。人間にはかならずこの最終過程としての死がおとずれます。この生命過程の停止は老化や病気、あるいは不慮の事故などによってもたらされますが、特に、老化という変化の過程は定方向性があり、後戻りさせることができません。そして、人間の生命現象としての物質代謝という変化の過程は死の瞬間まで続けられます。

また、人間は受精の瞬間から時々刻々と変化しながら、誕生・成長・衰退・消滅という変化の過程をたどります。人間には誕生の時があり、成人していく過程があり、次第に老化し、やがては死に行く存在です。もちろん、世の中には生まれて間もなく死亡する新生児や交通事故に巻き込まれて成人する前に命を落とす子どももいますが、このことも真実の理として受け止めなければならないでしょう。なぜならば、『ウダーナヴァルガ』[8]の中に次のような教えがあるからです。

『ウダーナヴァルガ』は、ブッダの教えを集めたもので簡潔な句に表されており、『感興のことば』（中村元訳、岩波文庫）として和訳されています。

「『わたしは若い』と思っていても、死すべきはずの人間は、誰が（自分の）生命をあてにしていてよいだろうか？　若い人々でも死んで行くのだ。――男でも女でも、次から次へと――。」（第一章第八偈）

「或る者どもは母胎の中で滅びてしまう。或る者どもは産婦の家で死んでしまう。また或る者どもは這いまわっているうちに、或る者どもは駈け廻っているうちに死んでしまう」（第一章第九偈）

「老いた人々も、若い人々も、その中間の人々も、順次に去って行く。――熟した果実が枝から落ちて行くように」（第一章第一〇偈）
「熟した果実がいつも落ちるおそれがあるように、生れた人はいつでも死ぬおそれがある」（第一章第一一偈）

（3）人間は過去・現在・未来の時間を生きている存在である

仏教の経典の中に次のような言葉があります。


「では、サーリプッタよ。過去・未来・現在の真人・正しくさとった人々についての〈他人の心のありさまを知る智〉（他心通）がお前には存在しない。それでは、サーリプッタよ。〈わたくしは尊師に対してこのように信じています。――修行者であろうとも、バラモンであろうとも、尊師よりもさらにすぐれた、さとりに関してより熟知せる他の人は、過去にもいなかったし、未来にもいないであろう、また現在にも存在しないであろう〉といって、お前が、堂々としていて、雄大であることばを発し、確かにはっきりと理解して獅子吼をしたのは、何故であるか？」

（中村元訳『ブッダ最後の旅―大パリニッバーナ経』ワイド版 岩波文庫二〇〇一年、二九頁）

「過ぎ去った日のことは悔いず、まだこない未来にはあこがれず、とりこし苦労をせず、現在を大切にふみしめてゆけば、身も心も健やかになる。過去は追ってはならない、未来は待ってはならない。現在の一瞬だけを、強く生きねばならない」

（『和英対照仏教聖典』仏教伝道協会、二〇〇〇年、三七九頁）

「永遠に回帰する輪廻にしたがって、人はこの現在の生から、次の生へと永遠に生まれ変わっていく」

（同右、一七三頁）

「仏の慈悲をただこの世一生だけのことと思ってはならない。それは久しい間のことである。人びとが生まれ変わり、死に変わりして迷いを重ねてきたその初めから今日まで続いている」

（同右、三一頁）

これらの言葉は、われわれ人間が過去・現在・未来の時間を生きている存在であることを示しています。われわれの生活や活動は、二十四時間の繰り返しのリズムの中で過去・現在・未来の時間を内包しながら続けられています。現在の時間はすぐに過去の時間となり、現在の時間のすぐ先には未来の時間が待っています。たとえば、空腹を感じて何か食べたいと思う瞬間は「現在」の時間ですが、その時点では食べるという行為は「未来」の時間に内包されています。しかし食べてしまえば、食べるという行為は「過去」の時間のことになります。

このように三次元世界に生きている人間は、すべて過去・現在・未来という時間に内包されながら、常に、現在ただ今を生きていることになります。医療現場のことを例にあげるならば、手術を受けることに不安を抱いている患者がいれば、現在ただ今の患者の不安に対するはたらきかけが必要であり、それは未来の時間である手術後の経過に影響することになります。脳出血による半身麻痺のある患者がリハビリテーションを開始する場合などは、すでに失ってしまった身体の機能に対しては、過去の出来事として受け入れ、より望ましい未来の回復状況をめざして、現在ただ今の時間におけるリハビリテーションに取り組むことが必要となります。病気という現象も、患者へのかかわりも、常に過去・現在・未来という時間の流れに内包されながら、変化・変転し続けています。そしてとくに、現在ただ今の時間の在りようが重要であることがわかります。

また、これら経典の言葉で興味深いことは、未来の時間に、「次の生」「来世」が視野に入っている点です。このような発想は科学的な看護論においてはあり得ないことです。しかし仏教看護においては、未来の時間軸の中に、この「次の生」「来世」の時間を含めてとらえておきたいと思います。このことは死に行く患者への看護において、大きな意味をもつことになるからです。

(4) 人間は他のものとの関係の中で共存共生している存在である

『和英対照仏教聖典』(仏教伝道協会)の中に次のような言葉があります。

「網の目が、互いにつながりあって網を作っているように、すべてのものは、つながりあってできている。一つの網の目が、それだけで網の目であると考えるならば、大きな誤りである。網の目は、ほかの網の目とかかわりあって、一つの網の目といわれる。網の目は、それぞれ、ほかの網が成り立つために、役立っている」　(八三頁)

「すべてのものは互いに関係して成り立ち、互いによりあって存在するものであり、ひとりで成り立つものではない。ちょうど、光と影、長さと短さ、白と黒のようなもので、ものそれ自体の本質が、ただひとりであり得るものではないから無《む》自性《じしょう》という」　(一一九―一二一頁)

「幾千万の人が住んでいても、互いに知りあうことがなければ、社会ではない。社会とは、そこにまことの智慧が輝いて、互いに知り合い信じあって、和合する団体のことである。まことに、和合が社会や団体の生命であり、また真の意味である」　(四七九頁)

これらの言葉は、人間は一日として行為なしには生きていけないように、他者や他のものとのかかわりなしには生き、生活することはできないことを示唆しています。また、そのかかわりに相互の信頼がなければ、その関係が崩れてしまうことを教えられます。それは夫婦、親子、友人、知人、家庭、職場、地域、団体、社会、国家間などの人間関係においてもいえるでしょう。仏教に「相依相関《そうえそうかん》」「相依相資《そうえそうし》」「依他起性《えたきしょう》」という概念がありますが、いずれも人間は相互に依存し、関係しあう性質を有しており、支え合って初めて存在できるということを意味しています。人間が社会の中で生存し、生きるということは、相互理解、相互信頼が何よりも大切であることがわかります。また、支え合って生きるということは、人間同士のみならず、自然環境や社会環境とも相互に影響しあって存在していることを意味しているように思います。

世界中の人間が、だれひとりとして、他のものとの相互依存なくして存在することはできません。われわれの一日の生活を思い起こしてみても、衣食住のすべてがいろいろな国のさまざまな人たちのお蔭を受けて整い、生活できていることがわかります。つまり、私という存在を成り立たせているものは、自分の主体的な意志だけではなく、この地球上のありとあらゆる営みがあってこそ、今の自分があるということになるのです。この発想は人間にとって、より望ましい、理想的な生活や健康、家族のあり方、あるいは社会問題や世界平和のことについても考えさせてくれます。

（5）人間は煩悩をもった存在であると同時に自己実現に向かう存在である

❖人間と煩悩

「煩悩」という言葉には、「身心を乱し悩ませ、正しい判断をさまたげる心のはたらきで、貪《とん》・瞋《じん》・癡《ち》のいわゆる三毒が煩悩の根源的なものであり、とくにその中の（癡《ち》）、すなわち物事の正しい道理を知らないことが、もっとも根本的なものとされる[9]」という意味があります。また、人間の煩悩にはいろいろありますが、貪欲と嫌悪と迷妄との三つが最も根本的なものであるとも考えられています[10]。あるいは、「無明と愛欲とは、あらゆる煩悩を生み出す自在の力を持っている。そしてこの二つこそ、すべての煩悩の源なのである。無明とは無知のことで、ものの道理をわきまえないことである。愛欲は激しい欲望で、生に対する執着が根本であり、見るもの聞くものすべてを欲しがる欲望ともなり、また転じて、死を願うような欲望ともなる[11]」とあります。

煩悩の原語はサンスクリットでクレーシャといい、「悩ますもの、汚すもの」という意であり、人間には百八つの煩悩があるといわれていますが、これは実数というよりも無数の煩悩という意味で使われているようです。

人間は、外界と接触しながら、あらゆる事象に対して感じたり、認識したり、反応する中で、悩み煩わされることが起きてきます。これが煩悩であるという自覚や認識がなかったとしても、たいていの人間は、生存に直結する欲求、欲望、要求においても心身を悩まされることが多いものです。一方では、この煩悩は生命力そのものに根ざしていると考えられます。それは一時人を悩ませたとしても、いつの間にか消えていたり、また現れたりします。人間が肉体をもって生きているかぎりは、この煩悩をなくすことは難しいようです。看護の対象である人間を理解するうえで、いのちの「生老病死」、とりわけ健康上の問題は心身を乱し悩ませ、時として正しい判断を妨げる場合があり得ることを認識しておくことは大切なことだと思われます。

ところで仏典には「煩悩即菩提」という言葉が出てきますが、簡単にいえば煩悩がそのまま悟りのきっかけ（縁）になることを意味しています。菩提という言葉には「一切の煩悩から解放された、迷いのない状態。涅槃（すべての煩悩の火が消えてすがすがしい心身の状態になった境地）と同義[12]」とあります。つまり、人間は煩悩をもった存在であるけれども、その煩悩を跳躍台として悟りの境地に達することもできる存在であると考えられます。また、悟りの境地は〈涅槃《ねはん》〉といい、〈寂静《じゃくじょう》〉と意訳され、煩悩を制御したとらわれのない心の静けさであり、真理そのものの世界をいいます。[13]『和英対照仏教聖典』（仏教伝道協会）に次のような記述があります。

「貪りは満足を得たい気持ちから、瞋りは満足を得られない気持ちから、愚かさは不浄な考えから生まれる。（中略）もしも、人びとが正しく、清く、無私の心に満ちているならば、煩悩によって惑わされることはない」（一六五頁）

「貪り、瞋り、愚かさは熱のようなものである。どんな人でも、この熱の一つでも持てば、いかに美しい広びろとした部屋に身を横たえても、その熱にうなされて、寝苦しい思いをしなければならない。（中略）この三つは、この世の悲しみと苦しみのもとである。この悲しみと苦しみのもとを絶つものは、戒めと心の統一と智慧《ちえ》である。戒めは貪《むさぼ》りの汚れを取り去り、正しい心の統一は瞋《いか》りの汚れを取り去り、智慧は愚かさの汚れを取り去る」（一六五―一六七頁）

「人の貪りも、愛欲も恐れも瞋りも、愚かさからくるし、人の不幸も難儀も、また愚かさからくる。愚かさは実に人の世の病毒にほかならない。人は煩悩《ぼんのう》によって業《ごう》を起こし、業によって苦しみを招く。煩悩と業と苦しみの三つの車輪はめぐりめぐってはてしがない」（一七三頁）

「煩悩《ぼんのう》のちりに包まれて、しかも染まることも、汚れることもない、本来清浄《しょうじょう》な心がある」（一三九頁）

これらの言葉からも、人間は煩悩をもちつつも、その心の在りようによっては、さまざまな苦しみにもがき溺れることなく、それらの苦しみを客観視、達観視できる存在であることがわかります。すなわち人間は、理想と現実において相矛盾した要素を持ち合わせながらも、自己実現へと向かう存在であるととらえたいと思います。

（6）人間は独自性を有した唯一無二の存在である

経典に「人びとの苦しみには原因があり、人びとのさとりには道があるように、すべてのものは、みな縁（条件）によって生まれ、縁によって滅びる。（中略）この身は父母を縁として生まれ、食物によって維持され、また、この心も経験と知識とによって育ったものである。だから、この身も、この心も、縁によって成り立ち、縁によって変わるといわなければならない」[14)]とあります。

この言葉からは、世の中にはふたりとして同じ人間は存在せず、それぞれが唯一無二の存在であり、独自性を有していることを学ぶことができます。遺伝学的、生物学的にも同一の人間が存在しないことは自明のことですが、人間はそれぞれの縁が異なるように、個々に独自性を有していることをあらためて認識しておきたいと思います。言葉を換えれば、人はだれも相手には成り代わり得ない存在であるがゆえに、どれほど博学であったとしても、他人を完全に理解することはできないといえるでしょう。

人間はこの世に生を受け、眼・耳・鼻・舌・身・意の六根に支配されながら、家庭、教育、社会などの環境下でさまざまな知識を身につけ、物事を体験し、反応しながら生きています。そしてその中で、独自の信念、信条、価値観を形成していく存在でもあります。仏教には「薫習《くんじゅう》」という言葉があります。薫習には「強い香りが衣服などに付着して残存するように、経験した事柄が心あるいは肉体に印象を与えてその結果が残存すること」[15)]の意があります。つまり、人は生き、生活している間に経験し、学んだことを心の奥底に染み込ませていく存在であり、それがその人の行動特性や心の傾向性として出てくるものと考えられます。このような観点から人間を洞察することは、看護を実践していくうえで大切です。

人間には心があると信じていながら、「心とは何か」と質問されると端的には答えられないように、「人間とは何か」と質問されてもすぐには答えられないように思います。この問いかけは、人類にとっての永遠の課題なのかもしれません。

ところで、仏教の思想全体が、人間とは何かを問題とし、その答えを追求し、提示しているように思われます。人間の現実を徹底的に凝視し、人間とは何かを問い、人間のあるべき姿を追求していくことこそが、仏教の目的なのかもしれません。本節では、仏教看護の人間観の基本となる考え方を六つの側面からみてきました。いずれにしても、看護する者、される者が、「人間とはどのような存在なのか」「人間としてのあるべき姿とはどのようなものか」ということを、つねに自らに問いかけ、追求していく姿勢こそが最も大切なことなのです。

引用文献

１）太田喜久子・筒井真優美監訳『フォーセット看護理論の分析と評価』（廣川書店、二〇〇一年、三〜四）
２）中村元他編『岩波仏教辞典』（岩波書店、一九九二年、二一、三四二）
３）中村元『広説佛教語大辞典・上巻、中巻』（東京書籍、二〇〇一年、三八、六二七）
４）フローレンス・ナイチンゲール著、湯槇ます他訳『ナイチンゲール書簡集』（現代社、一九九八年、三四）
５）中村元訳『ブッダの真理のことば　感興のことば』（岩波文庫、一九九一年）
６）中村元他編『岩波仏教辞典』（岩波書店、一九九二年、三二九）
７）中村元訳『ブッダ最後の旅』（岩波文庫、二〇〇一年、九四）
８）中村元訳『ブッダの真理のことば　感興のことば』（岩波文庫、一九九一年）
９）中村元他編『岩波仏教辞典』（岩波書店、一九九二年、七五二〜七五三）
10）中村元『原始仏教』（ＮＨＫブックス、一九九五年、六九）
11）『和英対照仏教聖典』（仏教伝道協会、二〇〇〇年、一六一〜一六三）
12）中村元他編『岩波仏教辞典』（岩波書店、一九九二年、七三五）
13）同右、三〇六
14）『和英対照仏教聖典』（仏教伝道協会、二〇〇〇年、八一）
15）中村元他編『岩波仏教辞典』（岩波書店、一九九二年、二一六）

2 「苦」という概念

一般的に、現代の看護におけるメタパラダムの主要概念の一つとして「健康」があげられています。しかし、仏教看護のメタパラダイムでは、あえて「健康」ではなく「苦」の概念を位置づけました。なぜならば、仏教の人生観には、「一切皆苦《いっさいかいく》」という考え方があるからです。一切皆苦とは、すべて形成されたものは苦であるという見解です。一切皆苦を、仏教の人生観として受け止めてもいいでしょう。「人生は苦である」というとらえ方は、釈尊の人生観の根本命題であり、人間のいのちの「生老病死」を含むあらゆる人生苦を意味するものです。つまり、病も健康も、老いも若さも、生も死もそれらに関することはすべて「苦」の概念に含むものとしてとらえたいと思います。

第2節では、病、健康、不健康の概念も視野に入れて、「苦」の概念について取り上げます。

(1) 苦の概念

❖苦の概念

ここでは「苦」と「苦しみ」を同義として扱います。『岩波国語辞典』には、苦は「①味覚のひとつ。にがい。にがにがしく思う。②堪えがたい圧迫を感ずる。心になやむ。くるしく思う。くるしむ。③骨を折る。力を尽くす。ねんごろ。④苦しみ。心に痛みを与える原因。悪業の結果として受ける難儀」とあります。『岩波仏教辞典』には、「阿毘達磨（アビダルマ）文献によれば、苦は（逼悩《ひつのう》）の義と定義される。〈圧迫して悩ます〉という意である」とあります。

　また、中村元博士は、仏教でいう「苦」の本質について、「一般的に『苦しみ』という場合には、それは『自己の欲するがままにならぬこと』『自己の希望に副わぬこと』をいうのであって、必ずしも生理的な苦痛、あるいは心理的な苦悩のみを意味しているのではない。（中略）『一切皆苦』という場合の『苦』とは、単なる不快感や苦痛のみに限られているものではないことが明らかである。原始仏教における『苦しみ』とは、われわれがとらわれていて、自由ならざる境地にあることを意味するのである[1)]」と述べています。

　「苦」はかなり広がりのある概念のようです。人はこの世に生を受け、生活し、生きていくうえで自分の思いどおりにならないこと、うまく事が運ばないことを種々経験します。この世に生を受けた以上、大抵の人は「老病死」を避けてとおることはできず、それらに心悩まされることも多くあります。人として、このような苦を避けてとおることができないのであれば、まさに苦は真理であり、一切皆苦の意味が理解できます。

❖人生苦のとらえかた

　では、実際に人生苦にはどのようなものがあるのでしょうか。

　『岩波仏教辞典』によれば、苦には二つの用法があり、一つは楽や不苦不楽に対する苦であり、他は「一切皆苦」といわれるときの苦で、前者は日常的感覚における苦受であり、肉体的な身苦（苦）と精神的な心苦（憂）に分けられることもある、とあります。風邪をひいて頭痛がするとか、失恋をして思い悩むといった苦しみで、だれもが日常的に経験するものです。後者は、肉体的精神的苦痛が苦であることはいうまでもないが、楽も壊れるときには苦となり、不苦不楽も全ては無常であって消滅変化を免れ得ないから苦であるというとらえかたです。つまり、世の中には苦でないものはないということになります。たとえば、現時点において楽しく、嬉しく、喜ばしいこともそれらが壊れるときには苦となり、結局すべてのものは時々刻々変化し、やがては消滅変化を免れえないから苦であるという考え方です。つまり、世の中には苦でないものはないということになります。そして、これらの苦を「苦苦《くく》」「壊苦《えく》」「行苦《ぎょうく》」の三苦といいます。

「苦苦」とは、主として寒さ、暑さ、飢え、渇き、痛みなどの肉体的苦痛のことです。とくに病いにはさまざまな肉体的苦痛が伴いますが、これらの苦痛はたいていの人が経験しています。「壊苦」とは、今まで保っていたある状態が壊れるときに感じる苦しみであり、精神的苦悩をさす場合が多いようです。たとえば、乳がんのために乳房を失う苦しみやそのことによりボディイメージが変わることなどの苦しみをさします。あるいは脳出血のために半身不随を余儀なくされる場合の苦しみなども壊苦に入ります。その他、肉親の死、会社の倒産、離婚などに伴う苦しみも壊苦としてとらえることができるでしょう。

最後の「行苦」とは、あらゆる現象世界はすべて無常であり、人間も消滅変化を免れ得ないから苦であるという考え方です。簡単にいえば、移ろい、変化していくことに対する苦しみのことであり、その変化におそれおののく不安、悲しみ、苦悩が行苦であると考えてもいいでしょう。たとえば、病いや老いによって身体的、精神的、社会的にある状態や状況が変化し、その変化とともに本質的な生存が脅かされるような苦しみのことです。行苦は、苦苦や壊苦をも含んでいます。つまり、苦をこのような観点からとらえた場合、人生において苦でないものはないということになり、それが「一切皆苦」ということなのです。

❖仏教の教えにみる苦の記述

経典には「苦」についての記述が数多くあります。その中から、苦について理解しやすいと思われる教えをいくつか拾ってみました。

「この人間世界は苦しみに満ちている。生も苦しみであり、老いも病も死もみな苦しみである。怨《うら》みあるものと会わなければならないことも、愛するものと別れなければならないことも、また求めて得られないことも苦しみである。まことに、執着《しゅうじゃく》を離れない人生はすべて苦しみである。これを苦しみの真理（苦諦《くたい》）という」

「この人生の苦しみが、どうして起こるかというと、それは人間の心につきまとう煩悩《ぼんのう》から起こることは疑いない。その煩悩をつきつめていけば、生まれつきそなわっている激しい欲望に根ざしていることがわかる。このような欲望は、生に対する激しい執着をもととしていて、見るもの聞くものを欲しがる欲望となる。また転じて、死をさえ願うようにもなる。これを苦しみの原因（集諦《じったい》）という」

「この煩悩の根本を残りなく滅ぼし尽くし、すべての執着を離れれば人間の苦しみもなくなる。これを苦しみを滅ぼす真理（滅諦《めったい》）という」

「この苦しみを滅ぼし尽くした境地に入るには、八つの正しい道（八正道《はっしょうどう》）を修めなければならない。八つの正しい道というのは、正しい見解、正しい思い、正しい言葉、正しい行い、正しい生活、正しい努力、正しい記憶、正しい心の統一である。これらの八つは欲望を滅ぼすための正しい道の真理（道諦《どうたい》）といわれる」

（『和英対照仏教聖典』仏教伝道協会、二〇〇〇年、七五〜七七頁）

「世間には種々なる苦しみがあるが、それらは生存の素因にもとづいて生起する。実に愚者は知らないで生存の素因をつくり、くり返し苦しみを受ける。それ故に、知り明らめて、苦しみの生ずる原因を観察し、再生の素因をつくるな」（第七二八偈）
「およそ苦しみが生ずるのは、すべて潜在的形成力を縁（原因）として起るのである。諸々の潜在的形成力が消滅するならば、もはや苦しみの生ずることもない」（第七三一偈）
「およそ苦しみが生ずるのは、すべて識別作用に縁って起るのである。識別作用が消滅するならば、もはや苦しみが生起するということは有りえない」（第七三四偈）
「執著に縁って生存が起る。生存せる者は苦しみを受ける。生れた者は死ぬ。これが苦しみの起る原因である」（第七四二偈）
「およそ苦しみが起るのは、すべて起動を縁として起る。諸々の起動が消滅するならば、苦しみの生ずることもない」（第七四四偈）
「およそ苦しみが起るのは、すべて食料を縁として起る。諸々の食料が消滅するならば、もはや苦しみの生ずることもない」（第七四七偈）
「およそ苦しみが起るのは、すべて動揺を縁として起る。諸々の動揺が消滅するならば、もはや苦しみの生ずることもない」（第七五〇偈）

（中村元訳『ブッダのことば　スッタニパータ』岩波文庫、一九九四年）

「苦しみはつねに因縁からおこる。そのことわりを観《み》ないものだから、それによってひとは苦しみに縛られている。しかし、そのことを理解するならば、執着を捨て去る。けだし外の人々はその大きな激流を捨てないのである。」

（中村元訳『ブッダの感興のことば』[2]、第一六章第二四偈）

右記の言葉は、苦に関する仏教の教えの一部に過ぎません。しかし、これらの言葉から、仏教では、「苦」を中心にして人間存在がとらえられており、人間が生きている世の中には、種々の苦しみが満ち溢れていることがわかります。人間存在と苦を切り離しては考えられないようです。

まず、人間の「生老病死」そのものを苦ととらえ、それら四苦に加えて怨憎会苦《おんぞうえく》（怨《うら》みあるものと会わなければならないこと）・愛別離苦《あいべつりく》（愛するものと別れなければならないこと）・求不得苦《ぐふとっく》（求めても得られないこと）・五蘊盛苦《ごうんじょうく》（執着を離れない人生）も苦であるとしています。日常において「四苦八苦する」という言葉を使いますが、四苦八苦とは人間のあらゆる苦しみのことであり、これらの八苦をさしています。それが今日の日常語としては、非常に苦労、また苦悩することを意味するようになったようです。

よって、このような苦しみを伴う現実世界は苦であり、その原因は煩悩にあると教えています。煩悩については、前節で取り上げましたが、簡単にいえば自分の五感から起こる欲望に振り回されることです。人間の生存に直結する欲望は、その種類や程度の差こそあれ、つねにその充足をめざして、さまざまな苦しみを生み出します。充足されれば、その欲望は消滅しますが、それが満たされない場合には身体的にも精神的にも苦を生じます。

この人間の欲望は、誕生してから死を迎えるまで絶え間なく続きます。しかし、仏教では、この欲望を制御し、苦しみをなくす方法についても示しています。つまり、その煩悩を滅することによって苦はなくなること、そのためには八つの正しい道（八正道）を行ずることが必要であると教えています。この八正道については、本節の「(3) 健康の概念」でも重要な教えとなります。

看護の対象も主体もともに人間であるということは、看護を実践していくうえで、人間の「苦」に伴う問題を避けてとおることはできないということを意味しています。仏教看護においては、人間にとって苦とは何か、何が苦の原因なのか、その苦を取り除くためにはどうすればいいのかをどれだけ広く深く考えられるかが、看護の質を左右することになるでしょう。

❖苦難・苦悩・苦痛の概念

これまでみてきたように、仏教でいう「苦」は、かなり広がりのある概念であることがわかります。それは身体的、精神的な苦痛や苦悩、そしてあらゆる人生苦をも含む概念です。その「苦」を英語で表現するならば、「suffering」に近い概念であるかもしれません。『和英対照仏教聖典』でも、「苦しみ」にはsufferingがあてられています。sufferingは、苦痛・苦難・苦悩・傷害・損害・被害・受難・その他の不快なことをすべて含むさまざまなニュアンスをもつ概念のようです。仏教看護においても、いのちの「生老病死」に伴う苦や、あらゆる「人生苦」をも視野に入れて「苦」の概念をとらえておきたいと思います。

ところで、ジョイス・トラベルビーはアメリカの精神科看護の専門家ですが、彼女は「苦難（suffering）は病気と同様に、あらゆる人間が遭遇する日常生活体験である。人間はすべて、生涯のある時期に、病気や苦痛（心理的、身体的、あるいは精神的な苦難）に出あうであろうし、ついには死を体験する」、「あらゆる人間は、人間であるがゆえに苦しみ、そして苦難は、人間条件に本来そなわった局面である。あらゆる人間は、いずれかの時に、そしてさまざまな程度に、ほとんど避けえず予測できないような、悲惨な苦しみに出あうのである[3]」といっています。ジョイス・トラベルビーのいう苦難は、仏教の「苦」に近い概念のように思われます。

臨床で体験する患者の身体的苦痛、心理的苦痛（苦悩）はいわゆる英語のpainやdistressに相当するようです。つまり、病気やけがなどによる肉体の苦痛、苦しみ、局所的な痛み、精神的な苦痛、心痛、苦悩などです。なかでも、身体的苦痛としての「痛み」は、われわれにとって不快な感覚体験および感情体験であり、さまざまな原因で起こります。痛みは身体的に不快な苦痛であると同時に、人間の本質や人生体験とも深くかかわっており、あるときは、実存的な不安と連動しており、またあるときは痛みに積極的意味を見出す場合もあるようです。つまり痛みは、単に組織の部分的な痛みだけではなく、人間の本質にかかわるような問題でもあるのです。痛みはいつも主観的であり、臨床では、痛みの感じ方、訴え方、受け止め方、鎮痛剤の効き方にも個人差がみられます。とくに原因が特定できない痛みは、人を精神的に不安にさせるものです。また、痛みの経験は、痛みそのものが軽減されたのちも、その人の心に深く、長く残る場合があります。

(2) 病いの概念

❖不健康状態の概念

「病い」も苦の一つですが、不健康な状態を表現する場合には、一般的には「病気」「疾患」「疾病」「病い」「わずらい」などの用語が使われています。医学や看護学の教科書では、主に病気、疾患、疾病などが使われますので、これらの言葉の概念について簡単に整理しておきましょう。

病気（illness）と病い（sickness）は、似たような概念です。病気は人が具合が悪いと感じている状態であり、本人がそれを知覚することから始まります。身体や意識で感じ、体験している「気分がすぐれない」とか「不快である」状態です。病気の時には、たとえば、頭が痛い、めまいがする、食欲がないなど、その人が主観的に感じている症状があります。「症」という漢字には、病気の性質という意味がありますが、症状としての不健康感は局所に限局しているものから、全身で感じとる知覚のものまでいろいろあります。しかし、このような不健康感が本人に知覚されても、かならずしも客観的な異常所見が伴うとは限りません。このような場合は診断名が下されることもなく、治療の対象とならないこともあります。

疾患・疾病（disease）は、病気を客観的、生物医学的、論理的にとらえた概念です。疾患と疾病は同義語としてとらえられるようですが、いずれも治療者の視点で病気をとらえており、客観的な所見があり、それを分析・診断し、治療の対象となるものです。しかし、疾患や疾病の場合は、器官・臓器など特定の部分に客観的な異常所見がみられても、本人自身に不健康感が自覚あるいは知覚されない場合もあり得ます。どちらかといえば、不健康感というより不健康状態としてとらえることができるでしょう。疾患や疾病の場合は、病気の原因と結果が明らかにされ、「心筋梗塞」「胃がん」などのように診断が下され、たいていの場合、治療の対象となります。

病気（illness）や病い（sickness）は、不健康感としての「病気」を知覚したり、「疾患・疾病」に罹っていることを認識している人の反応であり、体験そのものであると考えられます。あるいは「病気」や「疾患・疾病」をまさに体験している人の痛み、苦悩、不快感、不安などの「状態」と考えてもいいでしょう。それが不健康感であれ、不健康状態であれ、その人に体験され、知覚され、自覚されるところから「病い」が始まります。

病気であれ、疾患・疾病であれ、病いであれ、共通している事実は、人が経験している普遍的な現象であり、人びとの日常生活の中で体験され、見られ、語られ、聞かれる現象であるということです。しかも、それらは何らかの形でその人の通常の日常生活や活動を妨げる不快な体験であるといえるでしょう。仏教的な視点からみれば、これらはすべて「苦」としてとらえることができます。

❖仏教の教えにみる病いの記述

「生老病死」は人生苦の代表的なものです。その一つである「病い」も苦であることはいうまでもありません。ここでは病気、疾患・疾病をも含む概念として「病い」という言葉を使うことにします。では、仏教では病いをどのような苦としてとらえているのでしょうか。経典の中から、病いに関する記述をいくつか拾ってみました。

「この人間世界は苦しみに満ちている。生も苦しみであり、老いも病も死もみな苦しみである」
（『和英対照仏教聖典』仏教伝道協会、二〇〇〇年、七五頁）

「肉体は父母より生まれ、食によって保たれるものであるから、病み、傷つき、こわれることはやむを得ない」
（同右、二五頁）

「この世は苦しみに満ちた恐るべきところ、老いと病と死の炎は燃えてやまない」
（同右、二五頁）

「初めから、この世界にはいろいろの災いがあり、そのうえ、老いと病と死とを避けることができないから、悲しみや苦しみがある」
（同右、六九頁）

「王はその国において、罰すべきを罰し、賞すべきを賞し、自分の思うとおりにすることができる。それなのに、願わないのに病み、望まないのに老い、一つとしてわが身については思うようになるものはない」
（同右、八五頁）

「外から飛んでくる毒矢は防ぐすべがあっても、内からくる毒矢は防ぐすべがない。貪《むさぼ》りと瞋《いか》りと愚かさと高ぶりとは、四つの毒矢にもたとえられるさまざまな病を起こすものである」
（同右、一七一頁）

「人びとの苦しみには原因があり、人びとのさとりには道があるように、すべてのものは、みな縁(条件)によって生まれ、縁によって滅びる」　(同右、八一頁)

「強い者も病に犯され、若い者も老いに破れ、生は死に脅《おびや》かされる。また愛する者と離れて、恨みある人と一緒にいなければならないこともあり、そして求めることも、とかく思うようにならない。これが世のならわしである」　(同右、四五一頁)

「『最上で無病の、清らかな人をわたくしは見る。人が全く清らかになるのは見解による』と、このように考えることを最上であると知って、清らかなことを観ずる人は、(見解を、最上の境地に達し得る)智慧であると理解する」

(中村元訳『ブッダのことば　スッタニパータ』岩波文庫、一九九四年、第七八八偈)

「この容色は衰えはてた。病いの巣であり、脆くも滅びる。腐敗のかたまりで、やぶれてしまう。生命は死に帰着する」

(中村元訳『ブッダの真理のことば[4]』、第一四八偈)

これらの記述は病いについての本質を語っているように思います。つまり、われわれ人間は老いや死を避けて通ることができないように、病むことも避けられないということがわかります。また、人間は、性別、年齢、身体的・精神的・社会的状況に関係なく「病い」を体験します。多くの場合、病いは人に悲しみや苦しみをもたらしますが、病いはかならず外的あるいは内的な原因や条件があって生じること、とくに煩悩(毒矢)はさまざまな病いの原因となるものであることがわかります。また、老いは身体に病いをもたらすことが多く、結局、多くの場合、人は老いて死に、病いで死ぬという結末を迎えます。この世に生を受けた以上、「老病死」が避けられない現実であるとするならば、ある意味では病いも自然な命の営みの過程であるといえるでしょう。

ところで、教えの中に、「最上で無病の、清らかな人」という言葉が出てきます。言い換えれば清らかな人は無病であり得るということにもなります。もしも、人が見解、つまり仏教の教義によって清らかになり得るのであれば、無病もあり得ると考えることができます。人間はそのような可能性を有した存在であると受け止めたいと思います。

❖仏教看護の病い観

〈病いは因縁《いんねん》によって生起《しょうき》した結果である〉

仏教でいう「因縁」という言葉は、「縁起」と同義に使われることがあります。原始経典では「因」も「縁」もともに原因を意味する語であったようです。のちに因を直接原因、縁を間接原因とみなす見解が生じたようです。「縁起」は、仏教の中心思想の一つに考えられていますが、「一切のもの（精神的な働きも含む）は種々の因（原因・直接原因）や縁（条件・間接原因）によって生じる」という考え方です。一言でいえば「縁りて起こる」ということであり、すべての物事は、因と縁から生起するということです。「生起」とは、ものの生ずることであり、報いの起こること、起こっている状態のことです。この因と縁によって「結果」が生じることになるのです。この縁起の理法は難解な教えであるとされていますが、身近な例をあげて考えてみましょう。

ここにコスモスの花の種があるとします。その種を庭先に蒔いてもすぐに花が咲くわけではありません。望ましい時期に種が蒔かれ、土に水や肥料が与えられ、さらに太陽の光が注がれ、必要な時間が経過し、いろいろな条件が積み重なって種から芽が出て、そして花が咲くのです。つまり、「因」である花の種に、土、水、肥料、太陽光線、時間などの「条件」が助けとなって、花が咲くという「結果」が生じることになります。このように現象世界は、すべて原因・結果の連鎖、つまり縁起の理法で説明することができると考えられています。病いも健康状態も、まさにこの理にあてはめて考えることができます。

仏教看護における病い観においても、一つには「病い」も種々の因（原因・直接原因）と縁（条件・間接条件）により生じた結果だととらえたいと思います。経典では、病いは外傷や寒冷など外力の影響（外の縁）によって起こるものと、身体内臓諸器官などの異常（内の縁）から生じるものがあることを教えています。あるいは、病いを前世の報いから起こるものと、現世に起こるものに分けてとらえ、後者の場合をいわゆる内科的な病いと外科的な病いに分けてとらえる場合もあります。

仏教思想に基づいて生まれた病いとして「奇病」「魔病」「業病」などの言葉もあります。奇病、魔病は、鬼や悪魔がとりついたり、体内に入ったりして起こる病いであり、業病は前世あるいは現世での悪業のむくいや仏が下した罰で現れる病いのことです。奇病や魔病には、呪術が必要であり、業病には過去の悪行を悔い改めることが病いの治療に必要となるようです。病いが生じるには、かならず原因や条件があるとするならば、それを明らかにすることによって、病いを予防したり、健康を維持したり、健康を取り戻すことも可能であると考えられます。

〈色身不二《しきしんふに》の不調和が病いをもたらすことがある〉

色身不二とは、物心一如と同義ですが、身体と心が不二・一体であるということです。つまり、身体と心はそれぞれ独立して存在しているのではなく、相互に関係しあって存在しており、病いも相互の関係の中で生じたり治ったりするものと考えられます。良きにつけ、悪しきにつけ身体と心は影響しあっています。いわゆる「心身相関」の意があります。現代においても、人間の精神・心理状態と身体的状態が、互いに関係していることはすでに知られています。たとえば、喜怒哀楽の感情は自律神経系と内分泌系を介して、内臓諸器官のはたらきに影響します。失恋のために心が傷つき食事が喉をとおらないとか、職場で上司とけんかをして血圧が上がるとか、受験生がストレスから胃潰瘍になるなど、悲哀、不安、恐怖、緊張などの感情は消化器系や呼吸・循環器系、内分泌系の症状として現れることがあります。

つまり、心の状態は抽象的な観念ではなく、物質化されて体や健康状態に作用しています。人間は怒ったり緊張したりすると、脳内にノルアドレナリンが分泌されますが、いつも強いストレスを感じていたり、イライラして怒っている人はノルアドレナリンのせいで病気になったり、老化が進むことが科学的にも実証されています。仏教でも、人間を色身不二の存在としてとらえ、霊肉の調和という観点から人間をみつめようとしていることがわかります。このような人間観を基本に据えるならば、病いは、身体と心のバランスが崩れた結果として生じるものであると考えることができるでしょう。

〈煩悩が因となって病いが生ずることがある〉

先に、仏教の教えにみる「苦」の記述の中で、〝現実世界は苦であり、その原因は煩悩にある〟ということをみてきました。煩悩とは悪しき精神作用の総称ですが、昔から人間には百八つの煩悩があるといわれています。さまざまな煩悩は、肉体の健康状態に影響を与えていると考えられます。煩悩は自己中心的で、肉体的な自我にとらわれ、それに基づく肉体や事物への執着から生じるとされていますが、そのような煩悩に振り回される生き方をしていては、健康状態も損なわれることでしょう。

煩悩の中でも貪《とん》・瞋《じん》・癡《ち》は心の三毒といわれ、煩悩の根源的なものです。この三毒に「高ぶり」を加えた四つの煩悩（毒矢）は、さまざまな病いを起こすことが経典にも記されています。「貪」とは欲望から生じる貪りの心のことです。欲望のままに日常生活を送るならば、当然、生活習慣病なども生じることになるでしょう。「瞋」とは気に入らないことがあるとすぐカッとなって怒ることであり、「癡」とは物事の正しい道理を知らないところから生じる不平不満や愚痴などです。怒りの感情を抑制できず人と争って怪我をしたり、正しい道理を知らないがゆえに病気を生じさせたり、悪化させたりすることはよくあることです。

病いも苦の一つであると考えるならば、煩悩は病いそのものや病いに伴うさまざまな苦しみをもたらす原因と成り得るものです。煩悩に振り回される生活は、不健康状態としての病いを招くばかりでなく、病いに罹った場合も、さらに病状を助長することになるでしょう。

〈中道からはずれた生活が病いをもたらすことがある〉

中道とは、相互に矛盾対立する二つの極端な立場から離れた自由な立場や実践のことをいいます。ここでいう「中」とは、二つのものの中間ではなく、二つのものから離れ、矛盾対立を超えることを意味しており、「道」は実践・方法をさしています。また、中道とは正しい道のことでもあります。[5)]

病いや健康に対する受け止め方、考え方において極端な考えにとらわれることは、病いを生じさせる原因になり得ます。つまり、健康や病いにこだわり過ぎたり、意識しすぎたり、過度な行動に出たりすることはよくないということです。たとえば、ある食べ物は体によいからと信じ込み、摂り過ぎて栄養のバランスを崩して病いを招いてしまうような場合です。もちろんその逆もあり得るでしょう。

また、手術後の早期離床の考え方にしても、離床が早すぎても遅すぎても望ましい結果には結びつきません。あるいは、健康や病いに対して無頓着すぎたり、自分の体や健康を過信して病いを招いてしまうこともあるでしょう。たとえば、自分は胃が丈夫だからと過信して暴飲暴食し、その結果、胃病を患うこともあります。このように、体の健康・病いに対しても、極端な発想や実践は、病いを生じさせる原因となります。

（3）健康の概念

❖健康の概念

医学や看護学の教科書では、かならず「健康」の概念について取り上げられています。看護の目的の中には「健康の保持・増進」「健康の回復」などが含まれており、健康とは何かを考えることなく、看護を実践することは難しいことがわかります。ところが、看護学や医学で取り上げられている健康の概念は多様であり、健康とは何かを簡潔明瞭に定義することは難しいようです。

看護学の教科書においても、健康の概念についての記述は一様ではありませんが、健康を連続的な概念としてとらえている点で共通しているものが多いようです。その場合、到達しうる最高の水準の健康を一つの極とし、きわめてわるい不健康状態の極を死としています。その間にさまざまな水準があり、個々人の健康状態も連続的にその水準のどこかに位置しているという考え方です。また、健康は主観的・客観的なものだけでは決められないという考え方があります。さらに、健康は全人間的な生活概念であり、身体的、精神的のみならず、社会的役割が果たせるかどうかも健康の指標となっています。しかも、健康は個人的なものであり、人生目標達成の手段として重要であること、健康の概念は時代とともに変化するという考え方が一般的なようです[6)]。

ＷＨＯ憲章における健康の定義については、一九九九年の第五二回世界保健総会において従来の定義に対する改正案が提示されました。それは「健康とは、身体的、精神的、霊的（spiritual）、社会的に申し分ない安寧のダイナミック（dynamic）な状態であり、疾病あるいは虚弱がないというだけではない」[7]というものでしたが、未だ採択には至っていません。あるいは「健康とは、あらゆる環境に適応して、すこやかな心と身体を維持し、その人のもつ能力を最大限に発揮しながら、その個人が立てた目標に向かって幸福に生きつづける状態であり、個人の基本権利でもある」[8]というとらえ方もあります。このように、単に医学的、生物学的に心身が良好な状態であるかどうかという側面だけではなく、人間と社会や自然環境との側面から健康を考えたり、個人の価値観、人生、自己実現などの側面からも健康をとらえようとしていることがわかります。

病いの概念と同様に、たとえ健康の概念を定義できたとしても、その健康はその人に体験され、知覚され、自覚される「ある状態」です。医学的、生物学的に病的な所見が見当たらなかったとしても、その人が健康であると自覚できなければ、不健康であるわけです。逆に、病いを抱えていたとしても、病いであることに意味を見出し、それを受け入れ、前向きに生きることができていれば、健康的であるといえるでしょう。このように健康や病いという概念は、きわめて個人的なものであるがゆえに、定義を統一することは難しいようです。では仏教では「健康」をどうとらえているのか、仏教の教えの中の健康に関する記述をみてみましょう。

❖仏教の教えにみる健康の記述

仏教経典の中には、苦や病いに関する記述が多いのに対して、健康についての記述は少ないように思いますが、いわゆる「健康」の概念を考えるうえで参考になるのではないかと思われる教えをいくつか拾ってみました。

「宮廷の栄華も、すこやかなこの肉体も、人から喜ばれるこの若さも、結局このわたしにとって何であるのか。人は病む、いつかは老いる。死を免れることはできない。若さも、健康も、生きていることも、どんな意味があるというのか」

（『和英対照仏教聖典』仏教伝道協会、二〇〇〇年、九頁）

「しかし、この苦行も太子の求めるものを与えなかった。そこで太子は、六年の長きにわたったこの苦行を未練なく投げ捨てた。ナイランジャナー河に沐浴《もくよく》して身の汚れを洗い流し、スジャーターという娘の手から乳糜《ちちがゆ》を受けて健康を回復した」

（同右、一三頁）

「象を扱う術を学ぶのには、信念と健康をもち、勤勉であって、偽りがなく、その上に智慧《ちえ》がなければならない。仏に従ってさとりを得るにも、やはりこの五つがなければならない。この五つがあれば、男でも女でも、仏の教えを学ぶのに長い年月を要しない。これは、人にはみな、さとるべき性質がそなわっているからである」

（同右、一二九―一三一頁）

「身を健やかにし、一家を栄えさせ、人びとを安らかにするには、まず、心をととのえなければならない」

（同右、二三九頁）

「過ぎ去った日のことは悔いず、まだこない未来にはあこがれず、とりこし苦労をせず、現在を大切にふみしめてゆけば、身も心も健やかになる」

（同右、三七九頁）

「さあ、バラモンよ、尊師のいますところへ行け。そこへ行って、尊師の両足に頭をつけて礼せよ。そうしてわがことばとして、尊師が健勝であられ、障りなく、軽快で気力あり、ご機嫌がよいかどうかを問え」

（中村元訳『ブッダ最後の旅』岩波文庫、二〇〇一年、一〇頁）

「健康は最高の利得であり、満足は最上の宝であり、信頼は最高の知己であり、ニルヴァーナは最上の楽しみである」

（中村元訳『ブッダの真理のことば』[9]、第二〇四偈）

「善からぬこと、己れのためにならぬことはなし易い。ためになることで、しかも健全なことは、実に極めてなし難い」

（中村元訳『ブッダの感興のことば』[10]、第二八章一六偈）

「世俗のことがらに触《ふ》れても、その人の心が動揺せず、憂《うれ》いなく、汚《けが》れを離れ、安穏《あんのん》であること、——これがかれらにとってこよなき幸せである」

（中村元訳『ブッダのことば　スッタニパータ』岩波文庫、一九九四年、第二六八偈）

右記の言葉からは、人間がまことの安らぎの境地を得ることを目的として、日々生活し生きていくうえで、健康はとても大切な要素であり、条件であることがうかがえます。個人として人生を処していくうえでも、家庭や社会の一員として生きていくうえでも健康は大切な要素であることがわかります。しかし、大切ではあるけれど必要以上に健康や若さに価値を置くことを肯定はしていないようです。

また、健康は、生きる術を学び、仏に従って悟りを得るうえで備えているべき要件、要素の一つであり、特に健康を維持するうえで、心の状態を整えることの重要性が説かれています。つまり、心のコントロールの仕方によって、人は自ら健康にも不健康にもなり得るということです。「過ぎ去った日のことは悔いず、まだこない未来にはあこがれず、とりこし苦労をせず、現在を大切にふみしめてゆけば、身も心も健やかになる」とあります。この言葉を健康に重ねて考えるとするならば、現在ただ今の在りようが、健康の保持・増進を左右するように思われます。これは先に紹介した「人間はすべて過去・現在・未来という時間に内包されながら、現在ただ今を生きる存在」とする仏教の人間観につながるものです。

「さあ、バラモンよ、尊師のいますところへ行け。そこへ行って、尊師の両足に頭をつけて礼せよ。そうしてわがことばとして、尊師が健勝であられ、障りなく、軽快で気力あり、ご機嫌がよいかどうかを問え」とありますが、この言葉に人間の望ましい健康状態を重ねて考えることができるように思います。「健勝である」とは、健康状態がすぐれていて健やかであることを意味し、「障りなく」とは精神的にも健全であることを意味しています。また「軽快で気力がある」とは、いろいろなことに耐え得る精神力や元気があることであり、「ご機嫌がよい」とは、他人がその人を嫌ったり、不愉快になるような状態にないことを意味しています。つまり、望ましい健康状態にある人は、その人自身が身体的にも精神的にもよい状態にあるのみならず、他者に対してもよい影響を与えられるような状態であることがわかります。仏教の健康観には、以上のような特徴がみられます。

❖仏教看護の健康観

仏教における健康のとらえ方から、仏教看護における健康を次のように定義しました。

「健康的な状態とは、各人が今のありのままの自分を受け入れ、健康の大切さを自覚し、健康であろうとする意思・意欲があり、それを行動に移すことができ、自分の置かれている環境に適応しながら、自己実現に向かって生き生きと人生を歩んでいる状態である」

この考え方を基に、仏教看護の健康観を次のように整理しました。

〈健康は因縁によって生起した結果である〉

仏教看護の健康観の一つに、仏教看護の病い観で取り上げたのと同じ考え方の項目を挙げておきたいと思います。健康状態も種々の因（原因・直接原因）と縁（条件・間接原因）によって生起した結果であるということです。つまり、健康状態も病いと同様に「縁りて起こった結果」であるということです。したがって、苦としての病いの原因を追究し、苦の根本を断ち切れば、結果としての「理想の世界」「健康的な望ましい状態」が生じるということになります。望ましい健康を保持・増進するうえでも、それをもたらす原因や条件を整えれば、結果としての健康を得ることができるものと考えられます。

〈健康と病い（不健康状態）は常に変化しながら連続している〉

仏教の教えには、「あらゆるものは変化してやまない」ということが根底にあります。われわれの周囲には固定した一定条件というものはなく、さまざまな条件の下にすべてが存在し、その条件が変われば存在しているものも変化していきます。健康・不健康状態（病い）も主体の内的条件とその主体を取り巻く外的条件との相互作用の中で生じている変化の過程であり、しかもそれは連続しているものです。

健康と不健康状態（病い）を連続線上にある過程としてとらえた場合、一般的には望ましい健康状態・ふつうの健康状態・病弱・病気・死が同一線上にあり、きわめてわるい不健康状態の最終段階が死であるかのように考えられがちです。しかし、仏教看護では、望ましい健康状態の対極にあるのが死ではありません。生老病死の過程そのものが、自然ないのちの営みの過程であり、それぞれの過程に望ましい理想の姿があるものと考えたいと思います。生命の過程は、生命の誕生前から、死および死後（来世）までも視野に入れた過程であり、定方向性をもち、変化・変調・連続しています。また、この変化の過程は、あらゆる人間に共通して生じるものですが、その程度と進行には個人差があります。

〈健康は人の生活と深く関係している〉

『和英対照仏教聖典』には、「生活」という言葉が実に多く使われています。その内容から「生活」という概念がいかに重視されていたかをうかがい知ることができます。「生活」とは人間の生きる営みの過程そのものです。生活の目的の一つは生命を維持することであり、最も基本的な営みです。次には、生計の維持が考えられます。生活を維持するために、経済的な確立は不可欠です。さらなる目的は、生涯をよりよく貫くことにあります。また、家庭や社会生活においても、個々人が期待される役割、義務、職務、責任を果たしていくうえでも健康は重要であることはいうまでもありません。

生活は毎日反復され、一生涯続けられる営みです。このような目的をもつ生きる営みの過程の総称を「生活」としてとらえるならば、その生活と健康という現象を切り離して考えることはできません。良きにつけ、悪しきにつけ、日常生活の在りようは、即、健康や病いに影響します。衣食住が保障されなければ、直接的に生命にかかわることも生じます。また、生計が維持できなければ、直接的、間接的に健康状態や健康生活を脅かすでしょう。あるいは、衣食住のすべてが希望通りに保障されたとしても、その生活の在りようがさまざまな生活習慣病を招くこともあり得ます。このような意味からも、健康や不健康状態と生活は深く関係していることがわかります。

〈健康は自己実現に向けての手段の一つである〉

人間にとって、健康は人生の目的を達成するうえで重要なものですが、健康そのものが人生の目的となるものではありません。仏教の教えからみれば、人生の目標は、さまざまな煩悩から解放されて自由な心境を得ることにあります。経典に「まず最初に、人はこの世の生と死の根本的な性質に心を留めなければならない[11]」とあります。普段、人が死について考えることは不健康であるかのごとき感がありますが、真の健康生活を考えようとするならば、まずはこの言葉に注目する必要があるでしょう。なぜならば、人は「生老病死」を避けてとおれないからです。

したがって、この現実を前提としたうえで、自身の「しあわせ」や「めざすべき理想の姿」を描かなければ、真の健康生活には近づくことはできないでしょう。自身の生老病死を真正面から見据え、苦しみの根本とは何なのかを考えることによって、本当の健康や病いを見つめることができるのではないでしょうか。真の自己実現は、そのうえに初めて達成されるものであると考えます。

❖仏教の教えに学ぶ理想的な健康状態

個々人が健康的で理想的な「生老病死」を実現していくためには、どのようなことを受け入れ、実践でき、行動に移すことができれば健康的であるといえるのでしょうか。まずは、因縁生起の理をわきまえ、健康生活において自らに責任をもつことが大切でしょう。もちろん、成長発達段階に応じた健康生活の理解の仕方と健康行動があるものと思われます。

仏教に次のような「四正勤《ししょうごん》」の教えがあります。

「四正勤とは次の四つである。
これから起ころうとする悪は、起こらない先に防ぐ。
すでに起こった悪は、断ち切る。
これから起ころうとする善は、起こるようにしむける。
すでに起こった善は、いよいよ大きくなるように育てる
この四つを努めることである」

この四正勤の教えにみられる「悪」に「病い」や「不健康」を、「善」に「健康」を置き換えて考えてみると、その「理」から健康生活に対する示唆を受けることができます。まずは、不健康状態・病い

は未然に防ぐことが大事であることを教えられます。いわゆる、疾病（病い）予防の重視です。しかし、病いが生じてしまった場合は、それを治療し、回復をめざすことの大切さを示唆しています。また、健康を取り戻す際には、積極的に健康が回復できるようにしむけていくこと、健康を回復した後も、健康の保持・増進ができるようにしていくことの大切さを学ぶことができます。これらの教えを踏まえて、理想的な健康の在り方について考えてみましょう。

健康的な状態とは、まずは健康を維持・増進でき、病いを予防し、早期に発見できるような行動がとれることです。たとえば、ストレスが溜まってきたと感じたら、身体症状が出る前にストレス解消に対する手立てを講じ、病いの発生を未然に防ぐような行動がとれることを意味しています。また、定期健康診断を受けて、常に身体の健康状態をチェックし、病いの早期発見に努めることも大切です。あるいは、健康生活や健康習慣に反するような行動を改善し、自己管理をしていくことも健康的な状態であるといえるでしょう。病に罹った人であっても、回復後、健康の保持増進、病いの予防、再発防止に向けて、望ましい行動がとれれば健康的であると思われます。たとえば、望ましくない生活習慣・行動を改善したり、自己の健康管理ができるなどの場合です。

次には、たとえ不健康状態としての病いが生じた場合でも、医療関係者と協同して次のような行動がとれたり、受け入れられる状態であれば健康的であると考えます。まず、病いに罹った場合でも、治療や回復に向けての行動がとれる場合です。この段階では、看護者は、病いの因と縁の関係を明確にし、その原因を取り除き、対象を望ましい健康状態へと向かわせることが目標となります。たとえば、ある患者が虫垂炎で手術の必要があると診断されたら、本人がその状況を理解し、手術を受け入れ、回復に向けての行動がとれれば、たとえ治療の対象となる病いがあったとしてもその人は健康的であるといえるでしょう。

次に、根治もしくは完治できないような病いが生じた場合でも、生涯、その病いをコントロールしていくことができれば健康的であると考えます。たとえば、糖尿病や高血圧症、ネフローゼ症候群などの診断を受けた人が、自身の病いの原因や性質を理解し、病気に対して投げやりにならず、生涯にわたりコントロールできるような行動がとれればその人は健康的であるといえるでしょう。糖尿病の人がインスリンの自己注射、食事療法、運動療法などで病いをコントロールできていれば、その人は健康的であると考えます。

さらに、病いや事故などで身体の一部や機能を失った場合でも、その事態や現実を受け入れ、日常生活に適応していこうとする行動がとれれば健康的です。現代医学・科学の発達は、治療方法や人工臓器の開発、手術技術や方法の改善、医療器械・器具の開発、薬品類の開発・改良等をもたらし、身体の一部やその機能を失った人でも日常生活に適応していけるような状況を、より多く生み出しています。ペースメーカーを埋め込んでいる人、人工肛門を造設している人、交通事故により車いす生活を余儀なくされている人、中途失明した人、四肢の一部を切断した人等など、さまざまな状況下にある人がその現実を受け入れ、環境に適応しながら日常生活を送っています。このような人たちは、障害をもっていたとしても健康的であるといえるでしょう。

最後は、病いからの回復やコントロールが難しく、死を避けられない場合は、それを自然な生命の営みの最終段階として受け入れることができれば健康的であると考えます。この世に生を受けた者は、だれ一人として「死」を避けてとおることはできません。この道理を自明のこととして理性ではとらえられたとしても、人間にとって死は人生最大の苦しみであり、恐怖です。しかし、仏教では悟りによって苦しみを断ち切ることができるとしています。明らかな智慧をもって現実を受け止めるならば、人は苦しみから遠ざかり離れることができるということです。死が避けることのできない人生最大の苦しみであったとしても、明らかな智慧をもって受け止めるならば、人は死さえも自然で健康的ないのちの営みの最終過程として受け入れることができるということです。

引用文献

1）中村元著『原始仏教　その思想と生活』（日本放送出版協会、一九九五年、六六）
2）中村元訳『ブッダの真理のことば　感興のことば』（岩波文庫、一九九一年）
3）ジョイス・トラベルビー著、長谷川浩・藤枝知子訳『人間対人間の看護』（医学書院、一九九四年、八八、八九）
4）中村元訳『ブッダの真理のことば　感興のことば』（岩波文庫、一九九一年）
5）中村元他編『岩波仏教辞典』（岩波書店、一九九二年、五七四）
6）波多野梗子・小野寺杜紀著『系統看護学講座　基礎看護学1　看護学概論』（医学書院、二〇〇二年、第十三版、一五〜一七）
7）同右、一五
8）沢禮子編著『標準看護学講座　基礎看護学1　看護学概論』（金原出版、一九九八年、第二版、五七）
9）中村元訳『ブッダの真理のことば　感興のことば』（岩波文庫、一九九一年）
10）中村元訳『ブッダの真理のことば　感興のことば』（岩波文庫、一九九一年）
11）『和英対照仏教聖典』（仏教伝道協会、二〇〇〇年、三〇三）

3　生活という概念

一般的には、看護の主要概念のなかに「生活」の概念は入っていないようです。しかし、仏教看護のメタパラダイムには、「生活」の概念を入れました。たとえば「生活苦」「生活習慣病」「健康生活」「生活行動」などの言葉があるように、人間の生活と「苦」「病い」「健康」を切り離して考えることはできません。したがって、看護を実践するうえでも、看護者には、生活の概念を理解し、人間の生活と苦、病い、健康の因果関係を判断する力が求められます。『和英対照仏教聖典』には、実に多くの生活についての記述があります。人間の生活は、人のいのちの誕生前から死後までも視野に入れた営みであり、その営みは有史以来脈々と続いていることがわかります。いのちの営みである「生活」の概念を考えることなく、看護を実践することは難しいようです。本節では、仏教の教えにみられる生活観について確認しつつ、仏教看護における生活の概念について取り上げます。

(1)　生活の概念

❖一般的な生活の概念

日本国憲法第三章「国民の権利及び義務」の第二十五条の条文には、「すべて国民は、健康で文化的な最低限度の生活を営む権利を有する。国は、すべての生活部面について、社会福祉、社会保障及び公衆衛生向上及び増進に努めなければならない」と謳われています。日本国憲法では、「健康で文化的な最低限度の生活を営むこと」は人間の権利であるとしています。では、その「生活」はどのように概念規定されているのでしょうか。

国語辞典には「①生きていること。生物がこの世に存在し活動していること。②人が世の中で暮らしていくこと。暮らし。③収入によって暮らしを立てること。生計[1]」とあります。生活に相当する英語では、一般的にlifeやlivingがよく使われているようです。lifeには「生命、命、生き物、一生、人生、生活」などの意があり、livingには「1生きている〔いく〕こと、生存。2生活、暮らし。3生計」などの意があります。洋の東西を問わず、人の生活は、生命が維持されてはじめて成り立つものであり、生活していくためには生計が維持される必要があること、また、生活はその人の生涯にわたり続けられるものであることがわかります。

家庭生活、日常生活、社会生活などのように「生活」という漢字のつく熟語を手元の書籍や雑誌、新聞などから拾っただけでも優に三〇〇を超えました。なかでも、家庭生活や集団生活など、生活の「ある状態」を示す熟語が一番多く、ついで、生活科学や生活経済学など、生活に関する「科目・学問・論に関するもの」、生活改善や生活水準など、「生活様式や生活手段」に関する熟語が多くありました。このように生活に関する熟語が多いにもかかわらず、経済学、社会学、生物学、栄養学、心理学などの教科書では、「生活」の概念をきちんと定義しているものは少ないようです。

つまり、「生活」の概念については、あまりにも身近でよく知られている言葉であるため、あえて概念規定をするまでもないと考えられているのかもしれません。あるいは、いずれの領域にも共通するような基本的で簡潔明瞭な「生活」についての概念規定をするのは、難しいことなのかもしれません。ただし、家政学の教科書では、「生活」を概念規定をしているものが多く、ある教科書では「生活は生命・生存を包括した人間の日常生活行為（人間と環境との相互作用）の統合的過程そのものと規定する[2]」とあります。

ここではあえて「生活とは、この世に生を受けた人間が、生涯を通じて生命を維持しつつ、生計を立てながら生きて活動することであり、世の中で暮らしていくことである」と定義しておきます。

❖医療・看護の分野における生活の概念

人間の苦しみも病いも健康も、生活と深くかかわっています。いくつか例をあげてみましょう。何らかの理由で一家の生計が成り立たず衣食住が満たされなければ、健康生活、健康状態は破綻をきたします。たとえば、一家の大黒柱が病いに倒れ入院生活を強いられることによって、生計が維持できず、家族の健康生活や健康状態が脅かされることがあるかもしれません。あるいは逆に、経済的に豊かな暮らしをしていても、運動もせず、偏った食生活を続けていれば生活習慣病の引き金になることもあるでしょう。また、交通事故による脊髄損傷のために車いす生活を強いられる人にとっては、日常生活のあらゆる場面において他者の介助が必要となります。家庭生活における離婚や、社会生活における職場でのストレスが、人にうつ状態をもたらすこともあるかもしれません。このように、人間の生活と健康状態は深くかかわっています。では、健康問題を対象とする医療の分野では、「生活」をどのようにとらえているのでしょうか。

医学・看護系の教科書では、「生活」という言葉自体は頻繁に使われていますが、定義文を記載しているものはとても少ないようです。看護系の教科書では、「看護は生活の援助である」「看護は生活面にかかわる」「人間は生活統合体である」「生活のニードに基づいて」「全人間的な生活概念」「生活の流れ」「生活の場の整え方」「生活状況のアセスメント」「生活の基本的ニード」「生活の援助技術」「生活者としての家族」「生活上の支援」「生活の流れ」「生活歴の把握」「生活習慣の自立への援助」「生活歴の聴取」「生活の質」「生活の場」「人間の生活スタイル」などの表現がよく使われています。

熟語としては「生活習慣」「生活習慣病」「生活行動」「生活行動様式」「生活様式」「生活リズム」「生活統合体」「生活環境」「生活指導」「生活機能」「生活空間」「生活支援」「生活時間」「生活関係」「生活水準」「生活歴」「生活像」「生活機能訓練」「生活保護法」「生活年齢」「生活支援システム」「生活訓練施設」「生活支援センター」「生活管理」「生活活動範囲」「生活体」「生活者」「生活意識」「生活行動分類表」「生活妨害」「生活指導員」などが目につきます。

これらの言葉からみても、看護は直接的、間接的な人の生活へのかかわりそのものであることがわかります。しかも、そのかかわりは人の生命の誕生前から死後までも視野に入れたかかわりです。したがって、看護者が生活の概念を理解し、望ましい健康的な生活観をもっていることが望まれます。看護者として、多くの人びとに共通するであろうと思われる、権利としての日本国憲法に謳われている「健康で文化的な最低限度の生活」とはどのような生活をいうのかについて、考えておくことも必要でしょう。

そして一方で、看護者は個々の生活観を尊重し、受け入れる態度も必要になります。個々人の人生観、価値観、信条は日常生活のあらゆる場面に反映されるからです。また、その人が生活し、生きていくうえで大切にしたいものも個々に異なります。さらに、人びとの生活を社会福祉、社会保障、公衆衛生面から判断し、ケアに活かすための知識や技術も求められることはいうまでもありません。

(2) 仏教の教えにみる生活の記述

❖文化と生活

人間の生活様式の全体を文化といいます。文化は人類がみずからの手で築き上げてきたものであり、それぞれの民族・地域・社会に固有の文化があります。つまり、生活様式もその国、地域、社会によって固有のものがあると考えられます。食生活一つ取り上げみても、その様式は異なります。一日一食のところもあれば二食のところもあります。われわれ日本人は、一日三食の食事を摂ります。主食に米を食べる民族もいれば、そうでない民族もいます。

つまり、生活様式は、その民族の文化や精神性、環境などと深く結びついています。また、各時代によっても生活様式は異なり、変化してきています。当然、わが国における日本人の生活には、日本の文化や習俗・習慣など、日本という土地で育まれてきた諸々の特質が反映されます。よって、より日本的な生活の在りようを理解し、看護に反映させることも必要になってきます。

一方では、国、地域、社会、時代が異なっても、共通する生活の考え方、目的、様式があるものと考えられます。食生活のスタイルや内容が異なったとしても、人間は食することなく生命を維持することはできません。生計が成り立たなければ食生活にも影響し、栄養状態が悪くなるかもしれません。また、過剰な栄養摂取は、どの国の人間にも肥満をもたらすことでしょう。これらのことは、国や文化、時代が違っても共通することです。それぞれの国、地域、社会、時代のなかで伝習されてきた文化には、人びとの生活によい影響をもたらすものもあり、それらのなかには、時代や国を越えて、他民族の生活にもよい影響を与え、受け入れられるものもあります。おそらく、生活の本質にかかわるような事柄は、文化や時代を越えて共通するものもあるのではないかと考えられます。温故知新ということばがありますが、生活に関することのなかには、昔のことをたずね省みることによって、そこから新しい見解や知識を得ることもできるようです。

❖仏教の教えにみる生活の記述

わが国の文化の根底には、仏教があります。仏教が日本文化の創造や発展のために果たしてきた役割は大きく、意識するしないにかかわらず仏教は日本人の生活のなかに溶け込み、ちょっとした生活上の習慣も仏教の影響を受けています。たとえば、盆や彼岸などの仏教行事も、日本人の社会生活や日常生活に溶け込んでいるといってもいいでしょう。

また、われわれの暮らしに根付いている仏教語は実に多くあります。たとえば、普段何気なく使っている「挨拶」「安心」「安楽」「意識」「無事」「自業自得」「出世」「世間」「達者」「無学」「精進」「普請」「玄関」「有頂天」「億劫」「師走」「寿命」「丈夫」「以心伝心」「一期一会」「言語道断」「不思議」「分別」「我慢」「按摩」「四苦八苦」「工夫」「喫茶」「入院」「退院」「蒲団」「奈落」「娑婆」「修羅場」「断末魔」「刹那」「愛嬌」「意地」「愚痴」「機嫌」「正念場」「邪魔」「退屈」「油断」「端正」「演説」「上品」「下品」等、あげれば切りがありませんが、これらはすべて仏教語です。完全に日常用語になっているものも多くあります。われわれの衣食住を含むさまざまな生活様式のなかにも、仏教的な用語のみならず、仏教の考え方がその底に流れているようです。

ところで、『和英対照仏教聖典』には、実に多くの生活についての記述があります。その仏教聖典には「生活索引」があり、「人生」「信仰」「修養」「悩み」「日常生活」「政治」「経済」「家庭」「婦人」「出家の道」「社会」の項目別に分類されています。タイトルに生活索引と付けられていることが証明するように、生活に関する記述は実に多いのです。仏教聖典の冒頭には、「仏《ほとけ》の智慧《ちえ》は海のごとく広大にして、仏の心は大慈悲なり。仏は姿なくして妙《たえ》なる姿を示し、身をもって教えを説かれた。この本は二千五百余年の間、国を超え民族を超えて保ち続けられてきた五千余巻の仏の教えの精髄である。ここには仏の言葉が凝縮されており、人びとの生活と心の実際の場面に触れて、生きた解答を与えている」とあります。仏教の教えは、人間の現実生活に対して親しみのあるものであり、その在り方に対して示唆や方向性を与えてくれるものであることがわかります。この聖典の中から「生活」に関連する記述を一部拾ってみました。

「道を修めるものとして、避けなければならない二つの偏《かたよ》った生活がある。その一は、欲に負けて、欲にふける卑しい生活であり、その二は、いたずらに自分の心身を責めさいなむ苦行の生活である。この二つの偏った生活を離れて、心眼を開き、智慧《ちえ》を進め、さとりに導く中道の生活がある。この中道の生活とは何であるか。正しい見方、正しい思い、正しいことば、正しい行い、正しい生活、正しい努力、正しい記憶、正しい心の精神統一、この八つの正しい道である」（一一三頁）

「道を修める生活にとって大事なことは、両極端にとらわれず、常に中道を歩むことである」（一一五頁）

「人が執着の心を起こすとき、たちまち、迷いの生活が始まる。だから、さとりへの道を歩むものは、握りしめず、取らず、とどまらないのが、とらわれのない生活である（一一七頁）

「ここに人生にたとえた物語がある。ある人が、河の流れに舟を浮かべて下るとする。岸に立つ人が声をからして叫んだ。『楽しそうに流れを下ることをやめよ。下流には波が立ち、渦巻《うずま》きがあり、鰐《わに》と恐ろしい夜叉《やしゃ》との住む淵《ふち》がある。そのままに下れば死ななければならない。』と。このたとえで『河の流れ』とは、愛欲の生活をいい、『楽しそうに下る』とは、自分の身に執着することであり、『波立つ』とは、怒りと悩みの生活を表し、『渦巻き』とは、欲の楽しみを示し、『鰐と恐ろしい夜叉の住む淵』とは、罪によって滅びる生活を指し、『岸に立つ人』とは、仏をいうのである」（一七九頁）

「このように、すべての官能の危いのを見て、さらに逃げ出し、『流れの強い河を見た』とは、煩悩の荒れ狂う生活のことである」（一八三頁）

「貪《むさぼ》りと瞋《いか》りと愚かさという三つの毒を捨てよ、と説く仏の教えは、よい教えであり、その教えに従う人は、よい生活と幸福を得る人である」（二三九頁）

「道を修める者は、その一歩一歩を慎まなければならない。志がどんなに高くても、それは一歩一歩到達されなければならない。道は、その日その日の生活の中にあることを忘れてはならない」（二六三頁）

「信を得て、遠い昔に仏が与えられた深い因縁を喜び、厚い仏の慈悲を喜ぶ者は、この世の生活そのままに、仏の国に生まれることができるのである」（三六三頁）

「謙遜《そん》の心があり、敬いを知り、執着を離れ、清らかに行い、智慧《ちえ》明らかな人の生活は、なし難い」（三七五頁）

「汚れのない人の生活は滅びず、欲に打ち勝ってこそ、自由の人といわれる」（三八一頁）

「また日常生活においてもつねに正しい心でなければならない。静かなところを選んで座を占め、身と心をまっすぐにし、貪《むさぼ》り、瞋《いか》り、愚かさ、眠け、心の浮わつき、悔い、疑いを離れて心を清めなければならない」（三八九頁）

「第二には、さまざまな境遇の相手に心をくばって、権勢ある者や邪悪な生活をする者に近づかないようにし、また異性に親しまない（後略）」（三九五頁）

「欲を楽しむ人を見ては、幻の生活を離れてまことのさとりを得ようと願い、おいしい食物を得ては、節約を知り、欲を少なくして執着を離れようと願い、まずい食物を得ては、永く世間の欲を遠ざけようと願うがよい」（四一三頁）

「心と心の食い違いは、まことに恐ろしい不幸をもたらすものである。わずかの誤解も、ついには大きな災いとなる。家庭の生活において、このことは特に注意をしなければならない」（四三七頁）
「国民の生活は、万事みなこのとおり、心がもとになっているから、わたしは国を治める大もとを、民にその心を修めさせることに置いている」（四六一頁）
「もとよりこの三種の団体のうち、まことの団体は第三の団体であって、この団体は、一つの心を心として生活し、その中からいろいろの功徳を生んでくるから、そこには平和があり、喜びがあり、満足があり、幸福がある」（四八一頁）
「恨みはもとより恨みによって静まるものではなく、恨みを忘れることによってのみ静まる。和合の教団においては、終始この物語の精神を味わうことが必要である。ひとり教団ばかりではない。世間の生活においても、このことはまた同様である」（四九三頁）

❖仏教の教えにみる生活の前提

仏教の教えにみられる「生活」に関するわずかな記述から、生活の前提となることを導くことは早計かもしれませんが、その特徴の一端を整理しておきます。

まず、生活のとらえ方については、仏教では「あの世の生活」を視野に入れて「この世の生活」をとらえていることがわかります。仏教聖典のなかには「人はこの現在の生から、次の生へと永遠に生まれ変わっていく[3]」とあり、生活についても「この世の生活そのままに、仏の国に生まれることができるのである」としています。このような生活のとらえ方は、現代の科学的アプローチに基づいた看護論においてはあり得ないことです。

次には、生活を「人びとの生活」「家庭の生活」「国民の生活」「世間の生活」「日常生活」「その日その日の生活」という側面からとらえていることがわかります。「世間」には、世の中、社会いう意味がありますが、サンスクリット原語では、場所の意味で、事象がその中で生起し破壊する空間的広がりをさしています。一般には迷いの存在としての衆生が生死する場を意味し、否定すべきもの、移ろいゆくもの、空虚なるもの、の三点によって特徴づけられるとあります。[4)] ここでは、「世間の生活」を一般的な「世の中」「社会」という概念でとらえておきたいと思います。

さらには、生活を「望ましい生活」と「望ましくない生活」という視点からとらえています。望ましい生活を表現する言葉としては、「正しい生活」「中道の生活」「道を修める生活」「とらわれのない生活」「よい生活」などがみられます。また、望ましい生活のある状態を表す言葉としては、「謙遜《そん》の心があり、敬いを知り、執着を離れ、清らかに行い、智慧明らかな人の生活」「汚れのない人の生活」「生活におそれがない」「一つの心を心として生活し」などが使われています。

一方、望ましくない生活を表現する言葉としては「二つの偏った生活」「欲に負けて、欲にふける卑しい生活」「いたずらに自分の心身を責めさいなむ苦行の生活」「迷いの生活」「愛欲の生活」「怒りと悩みの生活」「罪によって滅びる生活」「煩悩の荒れ狂う生活」「邪悪な生活」「幻の生活」などの表現がされています。

また、聖典の中の生活索引の部分には、「日常生活」という見出しがあり、より具体的、実際的な生活に対する教えや心得に関する項目があります。たとえば、「食事の心得」、「着物を着るときの心得」、「寝る時の心得」、「寒さ、暑さに対する心得」、「日常生活の心得」などです。それぞれに示されている頁を開けば、それらに関する具体的な教えがわかるようになっています。まさに、仏教の教えは、「人びとの生活と心の実際の場面に触れて、生きた解答を与えている」ことがわかります。

（2）仏教看護における生活観

仏教の教えにみる生活の概念を基本に据えつつ、また現代の状況をも視野に入れて、仏教看護における生活観について考えてみたいと思います。

❖生活は、生命が維持されてはじめて成り立つものである

人の生活は、生命が維持されてはじめて成り立つものです。一般的には、人の生活はその生命がこの世に誕生した時点から始まるものと考えられます。ところが、仏典では、人の出生が父母の和合などのさまざまな因縁によるものであり、人間としての「生」は出生からではなく、受胎の瞬間から始まることが説かれています。また、人の一生は、大きく胎内と胎外に分けてとらえられており[5]、胎内での生命の在りようがいかに重視されていたかがわかります。これらのことからも、人としての生活は、すでに母親の胎内において始まっているものととらえたいと思います。なぜならば、母親や父親をはじめとする家族の生活や家庭の在りよう、それを取り巻く生活環境が胎児に与える影響は大きいからです。このようないのち観、人間観を基にしたうえで、人の生活は一般的には、この世に生を受け、その生命が維持されてはじめて成り立つものであると考えます。

❖生活は、生計が成り立って維持できるものである

たとえこの世に生を受けても、人が生命を維持し、生活していくためには生計が維持されなければなりません。この世に誕生したばかりの新生児が、裸のまま放置されたならば、生存することはできない

でしょう。もちろん新生児のみならず、すべての人間には、生存するための衣食住が保障される必要があります。そのためには生計が維持できる環境が必要となります。日本国憲法にも「すべての国民は健康で文化的な最低限度の生活を営む権利を有する」とありますが、この権利を行使するためには生計の維持はなくてはならないものです。そのために人は、社会の中で仕事に就き、生活のための報酬を得ています。

❖生活は、生涯にわたり続けられるものである

この世に生を受けた人の生活は、死の瞬間まで続けられます。生活は人の生涯にわたり続けられるものであって、生活の終わりは人の死を意味しています。人生において生活があったり、なかったりという概念は成立しません。たとえ病いのために入院生活を強いられることになっても、その人の生活は持続されます。

生涯にわたる生活の中で、その人の成長発達段階、役割、地位、環境、健康状態などの変化の過程において、特徴ある生活の概念が使われています。たとえば「学校生活」「下宿生活」「独身生活」「結婚生活」「新婚生活」「夫婦生活」「家庭生活」「別居生活」「入院生活」「独居生活」「年金生活」などの生活様式を表現する言葉がありますが、それらはすべて人の生活が生涯にわたるものであることを示す概念でもあります。

❖生活には、「個人生活」「家庭生活」「社会生活」「国民生活」などがある

人の生活は、生涯にわたり続けられますが、それは個人、家族、社会の一員としての生活であり、また国民の一人としての生活です。人は家族という小集団に生まれ、家庭内で役割を果たし、また社会の一員としての役割・地位・責任を遂行し、さまざまな社会環境の影響を受けながら、国民の一人として生活を送っています。それぞれの生活の場で求められる役割や地位、責任を果たすことは、人としての生活を送るうえで重要かつ大切なことです。言葉を換えれば、人はひとりでは生活することはできない存在であるといえるでしょう。

❖生活には、「望ましい生活」と「望ましくない生活」があり、いずれも心身の健康を左右するものである

生活には、「望ましい生活」と「望ましくない」生活が考えられます。それら両者の生活は、人が心身の健康を保ち、自己実現に向けて生きていくうえで、よきにつけ、あしきにつけ生涯にわたり影響を与え、心身の健康を左右するものです。仏教聖典では、望ましい生活の代表として「中道の生活」を、望ましくない生活として「偏った生活」をあげています。つまり、極端な快楽主義と極端な禁欲主義の立場を離れて、そこから自由である生活が望ましいとしています。偏った生活を改めた中道の生活は、積極的な生活実践であり、健康生活を助長するものです。また、心の三毒といわれる貪《むさぼ》り、瞋《いか》り、愚かさを捨てることも、よい健康生活を得るうえで大事であると考えます。

❖生活は、その人の心の在り方に左右されるものである

人にとって、望ましい「中道の生活」も、望ましくない「偏った生活」も、その人の心がそれを左右しているものと考えられます。『和英対照仏教聖典』には、「また日常生活においてもつねに正しい心でなければならない」（三八九頁）、「迷いもさとりも心から現れ、すべてのものは心によって作られる」（九七頁）とあります。「迷い」を「病い」に、「さとり」に「健康」を置き換えて解釈するならば、い

ずれも心がそれらを生じさせていると考えることができます。健康・不健康のみならず、われわれの日常生活は心に導かれ、心に引きずられ、心の支配を受けていると考えてもいいでしょう。よって、あらゆる生活場面において、心をいかにコントロールできるかどうかが、健康状態の如何を左右することになるでしょう。

❖生活の在りようは、その人の価値観、信念と連動している

その人の心の在りようは、その人の価値観、信念と深くかかわっています。よって、人の生活の在りようも同様のことがいえます。つまり、その人が生きていくうえで、何を大切にしたいかによって、生活の在りようが変わってくるということです。健康や若さに価値を置く人は、それを維持し、獲得できるような生活の在り方を重視し、心がけるかもしれません。一家の主婦として、妻として、母親として、嫁としての役割を果たすことを大切にする女性は、家族が日常生活を快適に過ごせるように自らの生活を調整し、健康に留意するでしょうし、家族の健康生活にも配慮をすることでしょう。なかには、仕事に価値を置き、家庭生活や自身の健康生活を省みないような日常生活を送る人もいるかもしれません。程度の差はあっても、人の生活の在りようは、その人の価値観や信念の影響を受けるものです。

❖人が自己実現をしていくうえで、生活はその基盤となるものである

人は自己実現へと向かう存在です。個々人がそれぞれの自己実現に向かううえで、生活はその基盤となるものです。心身共に健康であることは、自己実現をしていくうえでの一つの要素ではありますが、個々においてその状態は異なる面ももっています。いずれにしても、人が今のありのままを受け入れ、健康の大切さを自覚し、健康であろうとする意思・意欲があり、それを行動に移すことができ、自分の

置かれている環境に適応しながら、自己実現に向かって生き生きと人生を歩んでいる状態こそが重要であると考えます。つまり、そのような生活を送れているかどうかが、その人の自己実現に大いに影響するものと考えます。

引用文献
1）松村明監修『大辞泉』（小学館、一九九五年）
2）富田守、大谷陽子著『家政学シリーズ1家政学原論』（朝倉書店、一九九一年、一〇九）
3）『和英対照仏教聖典』（仏教伝道協会、二〇〇〇年、一七三）
4）中村元他編『岩波仏教辞典』（岩波書店、一九九二年、四八七）
5）胎内の五位と胎外の五位については、吉元信行氏のご教示を受けた。胎内の五位と胎外の五位に関する記述は、高木俊一著『倶舎教義』、興教書院、一九三七年、一八六頁の内容を基としている。
※本文中の「仏教の教えにみる生活の記述」「仏教看護における生活観」の内容については、飯田女子短期大学看護学科年報第6号（二〇〇三年）に掲載された原ゆか・藤腹明子共著「『生活』の概念についての一考察―『仏教聖典』を手がかりとして―」の内容を一部修正し使用した。

4 環境という概念

仏教看護の定義文のなかでは、環境という用語を使っていませんが、看護を考えるうえで重要な概念であることはいうまでもありません。われわれを取り巻く周囲の状況が、すべて環境であるとするならば、環境と人間の病い・健康・生活などを切り離して考えることはできません。経典の教えのなかには、宇宙観から家庭観にいたるまで、環境に関連する事柄が数多く取り上げられています。本節では、まず現代における環境の概念および看護学における環境の概念を概観し、それらを踏まえたうえで仏教の教えにみられる環境観を確認しながら、仏教看護における環境の概念について考えます。

(1) 環境の概念

近年、地球温暖化や異常気象などを含め、世界的に環境への関心が高く、さまざまな領域において環境に関する研究が進められています。看護の領域においても、人間の生活と環境、健康と環境、看護と環境をめぐる問題への関心は高いようです。

❖一般的な環境の概念

一般的に「環境」はどのように定義されているのでしょうか。漢和辞典（『新大字典』講談社）には「①めぐり囲む区域。②生物の周囲を取り囲むすべてのものの意」とあり、国語辞典（『大辞泉』小学館）には、「まわりを取り巻く周囲の状態や世界。人間あるいは生物を取り囲み、相互に関係し合って直接・間接に影響を与える外界」とあります。環境は、広い概念をもつ用語であり、いろいろな学問領域、専門領域で取り上げられる概念であることがわかります。

人間にとっては、「環境」は人間を取り巻くまわりの状況すべてのことであり、人間と何らかの関係を持ち、影響を与える外界のことをさしていると考えられます。環境の概念にはさまざまな分け方があるようですが、たとえば、環境を「自然環境」と「社会的環境」、「生体外環境」と「内部環境」もしくは「外部環境」と「内部環境」に区別する場合があります。また、「自然環境」と「文化環境」に二分して考える場合もあります。他にも客観的にとらえられる「物理的環境」や「地理的環境」と行動や心理に影響を及ぼす「行動的環境」や「心理学的環境」に区別する場合もあるようです。環境には、多様な見方や考え方があることがわかります。

また、環境という漢字のつく熟語も多く、たとえば先の用語に加え、「地球環境」「社会環境」「環境音楽」「人間環境」「技術的環境」「精神的環境」「科学的環境」「生物的環境」「外的環境」「生理的環境」「住居環境」「生活環境」「教育環境」「家庭環境」「客観的環境」「職場環境」「環境問題」「環境会計」「環境家計簿」「環境監査」「環境勘定」「環境管理」「環境基準」「環境要因」「環境基本計画」「環境基本法」「環境経営」「環境経済学」「環境計量士」「環境広告」「環境五輪」「環境合理性」「環境差別」「環境産業」「環境史」「環境心理学」「環境自治体」「環境税」「環境浄化性繊維」「環境地図」「環境白書」「環境負債」「環境保護」「環境変化」「環境保全」などの用語が使われています。このことからも、環境がさまざまな領域で使われる概念であることがわかります。

❖看護学における環境の概念

環境を構成する因子には前述のようにさまざまなものがありますが、人の健康や病いなど、健康問題を対象とする医療・看護の分野では環境をどのように概念規定し、環境因子をどのように分けてとらえているのでしょうか。波多野、小野寺ら[1]は、環境はその人を取り巻き、常に存在するものであり、個人を取り巻く環境は健康の保持・増進や健康の回復などに強い影響をもつとしています。また、看護は環境をよりよく整え、健康を阻害する原因あるいは保健医療サービスを受けることを阻害する原因を除いて、健康的な生活を送れるようにすることが大切であり、個々の生活の場としての環境を生活環境としてとらえ、①物理・化学的環境、②生物学的環境、③心理・社会学的環境に大別しています。

松木[2]は、環境を「人を取り囲み影響を与えている入力刺激で、統御規制を活性化させる動機となる。物理的・化学的・生物的環境、および人的・社会的環境を含むが、別の観点に立てば外的環境と自己内部の内的環境の両方を含む」と概念規定しています。つまり、環境を外的環境と内的環境に二分することもできるし、物理的・化学的・生物的・人的・社会的環境の五側面からとらえることもできるとしています。

マーサ・ロジャース[3]は「厳密にいえば閉鎖系の存在しない宇宙では、人間の外部にあるすべてのものをパターン化した全体を人間の環境と考えざるを得ない」とし、「個人にとって環境とはその個人の外部にあるすべてのものをパターン化した全体であり、人間を人間たらしめている基礎には、人間と環境の間で絶えず行われている物質エネルギーの交換がある」と述べています。そのうえで看護学が依拠する仮説として、「人間と環境は絶えずお互いに物質やエネルギーを交換している」としています。

時代は少し遡りますが、近代看護の祖といわれているフローレンス・ナイチンゲールの看護理論は、環境に焦点を当てていると考えられる場合が多いようです。彼女は「看護とは、新鮮な空気、陽光、暖かさ、清潔さ、静かさなどを適切に整《ととの》え、これらを活《い》かして用《もち》いること、また食事内容を適切に選択し適切に与えること——こういったことのすべてを、患者の生命力の消耗《しょうもう》を最小にするように整えること、を意味すべきである」[4] と述べています。特に、環境という言葉そのものが使われているわけではありませんが、ナイチンゲールは環境を整えることによって患者の基本的なニーズを満たし、それによって生命力維持を助けることを目標としていることがわかります。

このように看護の領域では、環境を健康成立の条件としてとらえているものが多く、人間の健康や健康問題が人間を取り巻くさまざまな環境との相互作用において成立していることがわかります。

❖環境と健康、環境と看護

人間の生活は外的世界である環境を場にして営まれており、環境からのさまざまな刺激に対する反応の繰り返しこそが生活過程そのものであり、人が健康生活を維持していくためには、環境との相互作用を無視しては考えられません。ルネ・デュボス[5]は、「健康というものは外部環境の刺激や変化に対して、生物が自己の独自性を保持しながら、適応的に応答することであり、病気とは不適切な応答である」としています。人が環境への適応と不適応を繰り返しているとするならば、看護者には、健康問題を抱えている人が環境に適応的に応答できるように指導したり、環境を整えたり、具体的な援助をしていくことが求められています。そのためには、その人の健康・不健康状態とさまざまな環境との因果関係を判断する知識や技術が必要となります。

いうまでもありませんが、看護の対象は人間であり、さまざまな健康の水準にある人びとです。対象を取り巻く環境条件も異なることでしょう。看護者には、広義の環境を含め、物理・化学的環境、生物学的環境、心理・社会的環境、家庭環境、学校環境、職場環境など、さまざまな側面の環境から生活環境をとらえ、生活環境と健康問題の関係を判断する力が求められています。しかし、その人の健康問題と環境の関係が判断できたり、予測できたとしても、看護者がそれらの原因や条件を直接的に修正したり整えられない場合もあります。たとえば、失業や経済的貧困などの社会的環境に健康問題の原因があると考えられる場合、住居環境、物理的環境、家庭内環境などに何らかの原因があると考えられる場合などです。そのような場合は他の保健医療福祉関係の職種と連携したり、社会資源を把握し、社会資源としての相互理解のなかで医療・福祉活動が円滑に行われるようにしていくことが必要となります。

とくに入院をしいられる患者にとって、病院という生活環境は従来の環境とは大きく異なります。医療現場における看護者には、患者に対して常に快適で安全で清潔な病院環境、病棟環境、病室環境を整えることが求められます。また、患者同士、患者・家族と医療者、患者と家族がよい人間関係のなかで入院生活が送れるように環境を保持し、常に患者のプライバシーが守られるように配慮することも必要となるでしょう。さらには、治療や処置、ケアが実践される場としての環境への配慮も大切です。

（2）仏教における環境の概念

❖仏教語にみる環境の概念の特徴

仏教語には、環境の概念に含まれるのではないかと思われる言葉が多くあります。その代表的な言葉をいくつか取り上げ、『広説佛教語大辞典』（中村元・東京書籍）にその概念をみてみたいと思います。たとえば「三界《さんがい》」という仏教語があります。三界とは、仏教の世界観で、生きものが住む世界全体のことをいい、それを欲界《よくかい》・色界《しきかい》・無色界《むしきかい》の三つに分けたものです。「欲界」は、最も下にあり、淫欲・食欲の二つの欲を有する生きものの住む所です。「色界」は、欲界の上にあり、淫欲と食欲を離れた生きものの住む所であり、「無色界」は、最上の領域で物質を超えた世界であり、精神のみが存在する世界です。人間を含む生きものはこれら三つの領域を輪廻するという考え方です（上巻・五六二頁）。このような世界観は、看護の領域のみならず、一般的常識からみても受け入れがたい面があるように思われますが、生きものの住む世界を、生死流転する迷いの世界としてこのように三段階に分けている点には興味深いものがあります。

「娑婆《しゃば》」は、サンスクリット語サハー（Sahā）の音写で、忍土・堪忍土・忍界と漢訳され、語源的には「忍ぶ」と言う意味で、この世界のことをいいます。人間を含む生きものは内に種々の煩悩があり、外には風雨寒暑などがあって、苦悩を堪え忍ばねばならないからこの名称があるようです（中巻・七四五頁）。つまり、仏教では、娑婆といえば生けるものの住む世界、この世、世の中のことですが、死んで死後の世界に行った者が、生きていた世界のことを「娑婆」と呼ぶこともあるようです。

「世間《せけん》」は、サンスクリット語ローカ（loka）の訳語であり、うつり流れてとどまらない現象世界、世界、自然環境としての世界、世の中、衆生が生活する領域、この世などの意味があります（中巻・一〇〇四頁）。サンスクリット原語は、場所の意味で、「世」「世界」とも漢訳され、事象がその中で生起し壊滅する空間的広がりをさします[6]。

「六道《ろくどう》」とは、衆生が業（意志にもとづく生活行為）によって生死を繰り返す六つの世界、衆生が業によっておもむくところの生存状態、六つの迷いの世界とあります。その六つの世界とは、地獄道・餓鬼道・畜生道・修羅道・人間道・天道をさします（下巻・一七七一頁）。生き物はこの領域のいずれかに属していることになります。「天」とは、天界、天の世界で神々の住むところをいうようですが、辞典には「仏教では、この世界に対してどこかに空間的に存在する天を考えたのではなく、あくまで、絶対の境地を天ということばを借りて表したのである」（下巻・一二〇九頁）とあります。しかし、一般的に「天」といえば神々が住む場所を、そして地上からはるか上方にある世界を想像することが多いようです。

「那落迦《ならか》」（一般的には奈落ともいう）は、サンスクリット語ナラカ（naraka）の音訳であり、地獄の総称であるといわれています。その地獄とは、現世に悪業をなした者が、死後その報いを受ける所、罪業の結果として報われた生存状態、および環境の意があります（中巻・六四四頁）。つまり、地獄は悪人が死後におもむく地下世界のことであり、八熱地獄、八寒地獄など、さまざまな地獄が説かれています。たとえば、八熱地獄の一つである「阿鼻地獄」あるいは「無間地獄」は、もろもろの地獄のなかでも最も苦しい地獄の場所であり、絶え間なく苦しみを受ける地獄だといわれています。人は、生前犯した罪によって、さまざまな地獄に堕ちるようです。

これらの仏教語は、環境に関連すると思われる言葉の一部に過ぎませんが、いずれも人間の精神世界と深く関係しており、あの世を視野に入れて、この現実世界としての環境をとらえようとしている点に特徴があるように思います。

❖『仏教聖典』にみる環境の概念

「環境とはまわりを取り巻く周囲の状態や世界、人間あるいは生物を取り囲み、相互に関係し合って直接・間接に影響を与える外界」（『大辞泉』小学館）という考え方のもとに、『和英対照仏教聖典』（仏教伝道協会）の中から、環境に関連すると思われる用語を拾ってみました。聖典の中には、「環境」という言葉自体も使われていましたが、他に次のような言葉がみられました。

「宇宙」「天地」「天地の間」「天」「天界」「神々の国」「神の世界」「極楽世界」「仏の国」「浄土」「地獄」「地」「自然」「山」「川」「海」「大海」「大地」「大空」「世界」「人間世界」「俗世界」「世」「あの世」「この世の上」「この世」「後の世」「実の世」「仮の世」「地上」「外」「内」「地の底」「外界」「陸地」「国」「国家」「他国」「異国」「わたしの国」「その国」「外国」「他の地」「高原」「田園」「野」「森」

「林」「林の中」「荒野」「広野」「田地」「湿地」「藪」「野原」「ふもと」「一国」「国中」「国々」「両国」「国土」「領土」「天下」「社会」「世間」「世俗」「巷」「娑婆」「世」「世の中」「都市」「都」「町」「村」「周囲」「場所」「所」「身の内」「身の外」「住みか」「住居」「住むところ」「家」「宅」「家庭」「生家」「家族」「親戚」「一家」「生活」「別居」「部屋」「部屋の中」「室内」「寝床」「寺」「教団」「在家」「団体」「建築」「蔵」「故郷」「墓場」「墓所」「戦場」「牢獄」「教育」「仕事」「家政」「婚」「政治」「国防」「国事」「外敵」「親」「嫁」「姑」「父」「母」「親子」「妻子」「子」「子供」「息子」「ひとり子」「孫」「父母」「夫婦」「老夫婦」「夫」「夫の家」「夫の両親」「妻」「姉妹」「親族」「友人」「悪い友だち」「師弟」「場」「闇」「暗さ」「明るさ」「暑さ」「寒さ」「飢え」「渇き」「水中」「火の中」「池の中」「泥の中」「海の底」「泥海の中」「城」「宮殿」「宮廷」「御殿」等。

聖典には、これら以外にもたくさんの関連用語があるように思われますが、ここでは、これらの言葉から環境のとらえ方の特徴をみてみたいと思います。

まず、環境の概念に含まれると思われる言葉を、関連する概念ごとにグルーピングしてみると、環境は「宇宙環境」「地球環境」「世界環境」「自然環境」「人間環境」「社会環境」「経済的環境」「物理的環境」「家庭環境」「生活環境」「教育環境」「経済的環境」などに分けることができるように思います。

次に、特徴的なことは、「天界」「神の世界」「極楽世界」「浄土」「仏の国」「あの世」「後の世」「地獄」などの記述が多くあることからも、この世だけではない異界としての環境が重視されていることがわかります。環境を現世の基準でのみとらえるのではなく、多元的、多層的、多角的発想でとらえることは、よりよい環境を考えるうえで意味があることなのかもしれません。

さらに聖典では、「善い、悪い」、「望ましい、望ましくない」、「正しい、間違っている」など、価値判断の基準にまで言及して、環境に含まれる概念を取り上げています。たとえば、「貪り、瞋り、愚かさは熱のようなものである。どんな人でも、この熱の一つでも持てば、いかに美しい広びろとした部屋に身を横たえても、その熱にうなされて、寝苦しい思いをしなければならない。この三つの煩悩のない人は、寒い冬の夜、木の葉を敷物とした薄い寝床でも、快く眠ることができ、むし暑い夏の夜、閉じこめられた狭苦しい部屋でも、安らかに眠ることができる」（一六五、一六七頁）とあります。

この教えは、人間の精神作用によって、同じ環境が良くも悪くもなると同時に、悪い環境ですら、よい環境に変えることができることを示唆してくれます。その逆もまた然りです。たとえば、他人と一緒の入院環境であってもよく眠れる患者もいれば、個室で静かな病室であっても眠れない患者もいるということです。環境の在り方には、その環境に身を置いている人の精神作用が影響するということを学ぶことができます。

最後に、環境そのものがとどまることなく、変化・変転し続けているととらえていることに注目したいと思います。先にも取り上げたように、仏教では、「世界」とは、衆生の住むところであり、世界の広いことをたとえて世界界ともいいます。世界の「世」とは過去・現在・未来の三世の時間をさし、「界」は、東・西・南・北・東南・西南・東北・西北・上・下の十方をさしています。「世間」は世の中の意味で、サンスクリット原語は、場所の意味であり、生起し、壊滅する空間的広がりをさす言葉です。また、「世」には移り変わっていくもの、「間」には場所や領域を示す概念があり、「環境」そのものがとどまることなく変化し、移り変わっていくものであることがわかります。

❖仏教の教えにみる環境の概念の記述

ここでは、再度『和英対照仏教聖典』（仏教伝道協会）の中の、環境および環境の概念に含まれると思われるいくつかの教えを引用し、その教えにみられる環境のとらえ方についてみてみましょう。

「環境がすべて心にかなうと、親切で謙遜《けんそん》で、静かであることができる。しかし、環境が心に逆らってきても、なお、そのようにしていられるかどうかが問題なのである」（二四五頁）

「自分にとって面白くないことばが耳に入ってくるとき、相手が明らかに自分に敵意を見せて迫ってくるとき、衣食住が容易に得られないとき、このようなときにも、なお静かな心と善い行いとを持ち続けることができるであろうか」（二四五、二四七頁）

「だから、環境がすべて心にかなうときだけ、静かな心を持ちよい行いをしても、それはまことによい人とはいえない。仏の教えを喜び、教えに身も心も練り上げた人こそ、静かにして、謙遜《けんそん》な、よい人といえるのである」（二四七頁）

「この世の中に、さとりへの道を始めるに当たって成し難いことが二十ある。（中略）16．外界の環境に動かされないことは難く、（後略）」（二六三頁）

「幾千万の人が住んでいても、互いに知り合うことがなければ、社会ではない。社会とは、そこにまことの智慧が輝いて、互いに知りあい信じあって、和合する団体のことである。まことに、和合が社会や団体の生命であり、また真の意味である」（四七九頁）

「災いが内からわくことを知らず、東や西の方角から来るように思うのは愚かである。内を修めないで外を守ろうとするのは誤りである」（四二二頁）

「家庭は心と心がもっとも近く触れ合って住むところであるから、むつみあえば花園のように美しいが、もし心と心の調和を失うと、激しい波風を起こして、破滅をもたらすものである」（四三三頁）

「ひとりの心の上にうち建てられた仏の国は、同信の人を呼んでその数を加えてゆく。家庭に村に町に都市に国に、最後には世界に、次第に広がってゆく」（四九七頁）

　これらは、環境および環境に関連すると思われる教えの一部です。仏教の教えはまことに含蓄があり、現代の世相にも十分通じるものであるように思われます。

　まず、よりよい環境を考える場合、その根本は、個々人の心にあることがわかります。それが次第に、家庭、村、町、都市、国、世界という環境に影響していくものであると考えられます。環境を考える場合も、個々人が望ましい環境観を育みながら、望ましくない環境を招かないためにはどうすればいいのかという予防的措置や行動がとれるような智慧や態度を身に付けることが求められているようです。仏教の教えはその智慧の宝庫であると考えてもいいでしょう。

　「家庭は心と心がもっとも近く触れ合って住むところであるから、むつみあえば花園のように美しいが、もし心と心の調和を失うと、激しい波風を起こして、破滅をもたらすものである」とあります。そうであるならば、現代の子どもの犯罪・非行・いじめ・家庭内暴力・登校拒否・援助交際・自殺・売春、さらには大人の犯罪・離婚・不倫・自殺・幼児や老人への虐待・蒸発、親子間の殺人などのさまざまな社会現象も、家庭環境における価値観のゆがみや人間関係のひずみがこのような現象を惹起していると考えてもいいのではないでしょうか。

　あるいは「災いが内からわくことを知らず、東や西の方から来るように思うのは愚かである。内を修めないで外を守ろうとするのは誤りである」とあります。たとえば、いじめや非行など、子どもにまつわるさまざまな問題状況が生じた場合にも、その原因を他の環境のせいにするのではなく、「家庭」「学校」「社会」がそれぞれの立場から、その原因や条件を明らかにしていくことが大切であることを学ばされます。

　われわれは、自分にとって好ましく、望ましい環境にあるときはそれに満足し、心静かにしていることができるように思います。しかし、そうでない環境におかれた場合も、心穏やかにそれを受け入れ、心静かにしていられるものでしょうか。「環境がすべて心にかなうと、親切で謙遜《けんそん》で、静かであることができる。しかし、環境が心に逆らってきても、なお、そのようにしていられるかどうかが問題なのである」という教えは、価値や信念、生き方をも問われるような環境観であるようです。

（3）仏教看護における環境観

これまでの環境に関する検証内容をまとめ、本書では「環境とは、人間を取り巻き、直接・間接に影響を与えるあらゆる外界の事象をさし、常に変化・変転しているものである」と概念規定したうえで、仏教看護における環境観を次のようにまとめておきたいと思います。

〈環境は、人間に影響を与えるあらゆる事象を含むものである〉

宇宙から家族にいたるまで、人間に影響を与え得るあらゆる外界の事象を「環境」ととらえたいと思います。あらゆる事象とは、われわれ人間を取り囲み、五感に働きかけ刺激と成り得るすべてのことをさします。それはまた、時間的、空間的、四次元的広がりをもつ概念であると同時に、価値的概念をも含むものです。環境を構成する因子にはさまざまなものが考えられますが、仏教看護の視点から見た場合、環境因子を「自然環境」「社会的環境」「生活環境」「文化的環境」「物理的環境」などの側面からとらえるのが望ましいように思います。

〈環境は、とどまることなく常に変化・変転している〉

仏教の教えに、「すべてのものが、縁によって生じ、縁によって滅びるのは永遠不変の道理である。

だから、うつり変わり、常にとどまらないということは、天地の間に動くことのないまことの道理であり、これだけは永久に変わらない[7]」とあります。したがって、あらゆる事象としての環境も、時刻の経過の中でとどまることなく変化し、移り変わっていくものであり、その変化は異界をも視野に入れた時間的、空間的広がりを有するものであると考えます。人間も変化・変転し続けながら、そのような環境に身を置いて生き、生活している存在です。したがって、環境の変化によって、人間の健康や健康問題も変化し、それは良いほうにも、悪いほうにも変化するものと考えられます。

〈人間と環境は、相互に関係し影響しあっている〉

聖典に「網の目が、互いにつながりあって網を作っているように、すべてのものは、つながりあってできている。一つの網の目が、それだけで網の目であると考えるならば、大きな誤りである。網の目は、ほかの網の目とかかわりあって、一つの網の目といわれる。網の目は、それぞれ、ほかの網が成り立つために、役立っている[8]」とあります。本来、人間は相互に依存・関係しあう性質を有しており、支えあって初めて存在することができます。それは人間同士の支えあいのみならず、自然環境や社会環境などさまざまな環境とも相互に影響しあって存在しているということです。大切なことは、どのように影響しあうかということでしょう。また、網の目のつながりは、一個人から家族、地域、集団、民族、国家、世界、宇宙へとつながっていきます。人間が、より望ましい環境や健康を獲得するためには、宇宙や地球規模的環境の大切さを意識しながら、子どもの未来、人類の未来をも視野に入れて、環境を考えることが必要だと思います。

しかしながら、人間と環境はダイナミックに影響しあいながらも、人間の都合に合わせて意識的、意図的に環境を変え、支配してきた面があることも否めません。たとえば、科学技術の発達は人の生活を便利にし、また豊かに、暮らしやすくしてきました。しかし、一方ではものの豊かさの代償として、環境汚染を生み、私たちの生活や健康を脅かすようにもなってきています。経典の中に次のような言葉があります。

「ひとが、田畑・宅地・黄金・牛馬・奴婢《ぬひ》・傭人《やといにん》・婦女・親族、その他いろいろの欲望を貪《むさぼ》り求めると、無力のように見えるもの（諸々の煩悩）がかれにうち勝ち、危い災難がかれをふみにじる。それ故に苦しみがかれにつき従う。あたかも壊《やぶ》れた舟に水が浸入するように。それ故に、人は常によく気をつけていて、諸々の欲望を回避せよ。船のたまり水を汲み出すように、それらの欲望を捨て去って、激しい流れを渡り、彼岸《ひがん》に到達せよ[9)]」

この言葉からは、より望ましい環境を考える場合も、環境との調和、相互作用を考慮して環境に向き合うことの大切さを教えられます。環境に身を置く人間の都合や物質的豊かさ、快適さのみを基準にして生きることや生活を考えようとするならば、かならずや環境との不均衡が生じ、それは逆に人間の健康生活にも負の影響をもたらすことになるでしょう。

〈環境と人間の健康は相互に影響しあっている〉

人間は環境に身を置き、生命の「生老病死」の過程をたどり、誕生から死にいたるまで発達・成長・成熟し、変化・変転し続けている存在です。そして、環境とのたゆみない相互の営みの中で、さまざまな刺激に反応し、適応しながら生きています。このような生命の営みの過程において、人間を取り巻く環境が、人々の健康の保持・増進、疾病の予防・早期発見、発病、健康の回復、寿命などに与える影響は大きいのです。

たとえば、職場での人間関係が原因と考えられるストレス性潰瘍の発病、台風やハリケーンによる洪水・浸水後の伝染病の発生、アスベストによる悪性中皮腫の発病、管理不行届きによる集団食中毒の発生、食品に含まれる保存料の人体への悪影響、MASAによる院内感染者の発生、冬山登山における登山者の凍傷の発症、公害によるさまざまな疾患の発病等々、これらは環境が直接的、間接的原因となって生じる健康上の問題です。この逆もまた然りです。好ましい環境（家庭環境、学校環境、社会環境、物理的環境、科学的環境、職場環境、自然環境など）は、人々の健康によい影響を与えるものです。いずれにしても、人の健康や健康問題は、直接的、間接的な環境との相互作用の中で生じるものです。


〈人間は、さまざまな環境に適応できる可能性をもっている〉


環境に対する価値的概念とは、人間の環境に対するとらえ方、考え方、態度、心の在りようをいいます。先に取り上げた聖典の言葉に、「自分にとって面白くないことばが耳に入ってくるとき、相手が明らかに自分に敵意を見せて迫ってくるとき、衣食住が容易に得られないとき、このようなときにも、お静かな心と善い行いを持ち続けることができるであろうか。だから、環境がすべて心にかなうときだけ、静かな心を持ちよい行いをしても、それはまことによい人とはいえない」とありました。

自分の置かれている環境が、自身の意に適う、適わないにかかわらず、心静かに、よい行いをしていられるかどうかが重要であるというのです。このことは、逆に、どのような環境にあっても人間は適応できる可能性を秘めており、その状況の中に価値的意味を見出すことができる存在であると考えることができます。それは、心にかなう環境に適応することよりも、さらに価値のあることかもしれません。

今、置かれている環境の中で、心に適わないものをより良いものに変えていく努力をすること、工夫をすること、受け入れること、我慢をすることなどは、環境に対する価値的概念に含まれるでしょう。たとえば、電化製品による快適な冷暖房環境に慣れてしまうと、常に自分を主体にして心地よい温度の快適な環境を求めてしまいます。しかし、電気のこない環境に置かれたならば、また、その環境に適応できる可能性も持っているということです。つまり、人間は、さまざまな環境に適応できる可能性をもっていると同時に、人間の環境に対する価値や信念の在りようが、その環境の良し悪しを左右していくものと考えます。

以上、仏教看護における環境観について、五つの前提となる事柄を中心に述べました。仏教の言葉に「草木国土《そうもくこくど》悉皆成仏《しっかいじょうぶつ》」「草木成仏《そうもくじょうぶつ》」というのがあります。前者は、「草木国土悉《ことごと》く皆成仏す」と読み下されるもので、草・木・国土など心を持たないもの（非情）すべてが、人間など心を持ったもの（有情）と同じように仏性があって成仏することをいいます。[10] 後者の言葉も同様の意味です。自然環境に対するこのようなとらえ方は、人にやさしい「環境観」を育んでくれるように思われます。それは、人間の健康に対しても、より望ましい影響を与えてくれることでしょう。いずれにしても、環境に対する人間のとらえ方、受け止め方こそが、環境をよいものにも、悪いものにも変化させていくように思います。

引用文献

1）波多野梗子・小野寺杜紀編『系統看護学講座　看護学概論』（医学書院、二〇〇三年、一〇、一四九～一五〇）

2）松木光子編『看護学概論』（廣川書店、一九九八年、六二）

3）マーサ・ロジャース著、樋口康子・中西睦子訳『ロジャース看護論』（医学書院、一九八〇年、二～五）

4）フローレンス・ナイチンゲール著・湯槇ます他訳『看護覚え書』（現代社、二〇〇三年、改定第６版、一四〜一五）
5）ルネ・デュボス著、木原弘二訳『人間と適応－生物学と医療』（みすず書房、一九七〇年、二〇）
6）中村元他編『岩波仏教辞典』（岩波書店、一九九二年、四八七）
7）『和英対照仏教聖典』（仏教伝道協会、二〇〇〇年、八三）
8）同右、八三
9）中村元訳『ブッダのことば　スッタニパータ』（岩波文庫、一九九四年、第七六九、七七〇、七七一偈）
10）中村元他編『岩波仏教辞典』（岩波書店、一九九二年、五一九）

第3章

仏教看護の方法

仏教看護は、「人間の生老病死に伴う肉体的・精神的苦痛や苦悩に対して、その人自らがその苦を引き起こしている原因や条件に気づき、その苦を滅するための正しい方法を行じて、めざすべき理想の姿にいたることができるように、個人、家族、集団に対して援助するとともに、看護される者、する者がその関係のなかでともに成熟することを」をめざしています。この仏教看護の定義における、看護の方法とは、「その人自らがその苦を引き起こしている原因や条件に気づくような」方法であり、「その苦を滅するための正しい方法を行じること」によって、仏教看護の目的が達成されるものと考えます。本章では、仏教看護の目的を達成するための、仏教の教えを基本にした看護の方法論について取り上げます。

1 看護における看護過程・看護診断

❖看護過程・看護診断とは

看護を実践していくためには、そのための手段が必要となります。つまり、看護の目的を達成するための方法です。一般的に、看護実践の場では、看護の方法論としての「看護過程」の概念が浸透しているように思います。「看護過程」という用語は「nursing process」の日本語訳であり、看護を実践していくプロセスを看護過程といっています。日本語の「過程」という概念は、物事が変化して、ある結果に達するまでの進行の道筋のことですが、英語の「process」も終着点に向かって、前進し続ける活動や筋道という意味があります。したがって、看護過程とは、看護の対象に援助をする際の、看護の目的遂行のための一つの道筋であり、看護実践の一つの方法（手段）であると考えられます。看護実践の場においては、看護者側からの看護過程にそった援助のみならず、患者やその家族、保健医療福祉チームからの直接的・間接的要求や指示も含めて行われています。

物事が変化してゆく過程には、いろいろな原因や条件が関与しており、ときには自然に、あるときは意図的、人為的に変化していきます。看護過程における「過程」には、ある目的に向かって、科学的、系統的、合理的、計画的、意図的、組織的、知的に行われ、進められていく要素が関与しています。看護過程は、一般的にはアセスメント、問題の明確化、計画、実施、評価のステップをたどります。看護は、看護過程を通じて、個々の対象の医療や治療方針を考慮しつつ、対象に対してどのような看護援助が必要かを明らかにし、具体的な看護の方法を選び取りながら、主体的、計画的に実施されるものです。

看護過程のなかの「アセスメント」とは、看護の対象についての現在および過去における身体的、心理的、社会的状態に関する情報を収集し、対象の状態・状況を把握し、査定・認識する過程のことですが、看護診断はそのアセスメントの結論に相当します。つまり、看護上の問題を明らかにすることであり、看護援助の必要性を決定することです。看護過程のなかで看護診断を行うことの必要性については、日本においてもある程度意見の一致をみているようですが、医師が患者に診断名をつけるのと同様に、看護の場においても共通して用いられる診断名をつけることやどのような看護診断分類にすべきかなどについては、さまざまな意見があるようです。

❖看護理論と看護過程

「看護過程」は、看護の概念やめざすべき看護の目的と切り離して考えることはできません。先にも述べたように、健康上の問題解決のプロセスは、一連の過程をたどりますが、看護者がどのような看護論や看護理論に依拠して、看護を実践しようとしているのかによって、そのプロセスの内容が若干異なってくるように思われます。つまり、その看護論や看護理論がどのような人間観、健康観、病い観、環境観、生活観を基本に据え、看護をどのように概念規定しているのかによって、看護過程における問題の判断の仕方、看護の目標、具体的な行動計画や評価の内容が異なる場合があり得るということです。

たとえば、一九八〇年にアメリカ看護協会は「看護とは、顕在するまたは潜在する健康問題に対する人間の応答（反応）を診断し、かつそれに対処することである[1)]」と定義しており、看護介入の焦点となる人間の反応パターンを分類した看護診断基準を基にして、看護診断を行っています。すなわち、看護の方法は、健康問題に対する「人間の応答（反応）を診断する」という方法で実施される、と受け止めることができます。

一方、本章の冒頭でも述べたように、仏教看護の方法は、「その人自らがその苦を引き起こしている原因や条件に気づくような」方法であり、「その苦を滅するための正しい方法を行じること」によって、仏教看護の目的が達成されると考えています。つまり、仏教看護の方法論においては、看護者のみならず看護を受ける側の病気に対する自覚や認識を重視しています。

また他の例をあげれば、看護系の教科書には、「看護活動はむしろ看護の対象自身は意識しておらず（潜在的）、またどうすることが自分にとってよいものかもわかっていなくても、専門的知識に基づいて看護職者が判断するものなのである。（中略）看護は対象の一人ひとりに関して個別に看護職者の専門的判断・選択・決定によって行われることになる[2)]」とあります。確かに、看護は、患者の状況によってはこのような考え方の下に進められています。仏教看護では、看護を受ける者自身が、自分の身体に起きている状況を認識し、その看護活動が自分にとってどのような意味があるのかをわかったうえで援助を受けることを重視しています。患者がそのことを認識する時期が多少遅いか早いかの違いはあったとしても、仏教看護の看護過程では、その考え方を基本に据えています。

このように、看護実践の方法論としての看護過程には、看護についての考え方を含め、それぞれの看護理論の特徴が反映されるものです。仏教看護では、どのような仏教の教えが方法論の基となり、看護過程に反映しているのかについては、次節で取り上げます。

ところで、看護論と看護理論の概念の相違についてですが、前者は筋道を立てて看護について論じたものであり、だれかが看護について論じれば看護論といえるのかもしれません。後者は看護に関する個々の現象を法則的、統一的に説明できるように筋道を立てて組み立てられた知識の体系であり、看護実践の方法論をも明示する理論的体系であると考えられます。したがって、看護の方法論にまで言及して看護を考える場合は、「看護理論」という概念を用いる方が望ましいように思います。

2 仏教看護の方法論の基本となる教え

仏教看護が一つの看護理論として位置づけられ、また、仏教看護を実践していくためには、そのための方法論が必要であることはいうまでもありません。方法論を考えるにあたっては、あくまで、仏教の教えや智慧を基本に据えて考えたいと思います。ついては、仏教経典から、仏教看護の方法論の基本となる教えのいくつかを拾ってみました。

❖縁起《えんぎ》の教え

「縁起」の教えについては、すでに第2章の「苦という概念」のところで取り上げていますが、看護の方法論に関しても基本となる教えの一つです。縁起とは仏教の中心思想であり、「一切のもの（精神的な働きも含む）は種々の因（原因・直接原因）や縁（条件・間接原因）によって生じる」[3]という考えを表しています。つまり、すべての物事は、因と縁から生起するということであり、「因」は原因の因であり、あらゆることの起こりの元となるものです。「縁」はその原因を助ける条件のことをさしています。この因と縁によって「結果」が生じることになります。治療・看護の対象となる病人の病いには、結果としての病いを生じさせている原因と条件が存在するはずです。仏教看護を実践していく場合にも、縁起の理法にも基づいて、その病いの直接原因や間接原因としての条件が判断されなければ、具体的な援助には結びついていきません。したがって、仏教看護の方法論においても、必要な看護援助を決定する際には、結果としての対象の健康や健康問題には、必ずそれらの状況を惹起している因と縁があるという考え方を前提にしています。

また、『仏教聖典』に、「すべてのものはみな原因と条件によって成り立っているから、一つとして永久にとどまるものはないと見る」[4]とあります。「原因と条件」とは、すなわち縁起の教えの「因と縁」であり、看護過程を展開する際にも、対象の状態や状況は常に変化し続けており、医療者と対象とのかかわりのなかで、その変化の仕方は良いほうにも悪いほうにも変わり得るということになります。

❖四諦《したい》の教え

「四諦」の教えについても第2章「苦という概念」にてすでに取り上げましたが、四諦の「諦」とは、真理、真実という意味があり、四諦とは苦諦《くたい》・集諦《じったい》・滅諦《めったい》・道諦《どうたい》の四つの真理、四つの明らかな智慧、四つの真実なるものの総称です。「諦」は「諦《あきら》める」と訓読され、本来は「明らかにつまびらかに究める」を意味する言葉で、仏典ではこの意味に用いられています。『ダンマパダ』には、この四つの尊い真理とは（1）苦しみと、（2）苦しみの成り立ちと、（3）苦しみの超克と、（4）苦しみの終滅《おわり》におもむく八つの尊い道（八正道《はっしょうどう》）であり、このよりどころによってあらゆる苦悩から免《まぬが》れるとあります。[5]この教えは、しばしば治病原理になぞらえられ、苦諦は病状を知ること、集諦は病因を知ること、滅諦は回復すべき健康状態のことであり、道諦は良薬であるとされます。[6]

つまり、苦諦は今現に生じている病気の状態そのものであり、集諦はその病気や病状を起こしている原因に相当するものであり、病気の原因を探り明らかにすることです。滅諦は回復すべき健康状態をさし、道諦は病気を治し健康状態にいたるための方法ととらえることができます。

図1　四諦の教えの構造

四諦	苦諦《くたい》	今ある現実の姿	現実
	集諦《じったい》	現実の原因・理由	
	滅諦《めったい》	めざす理想の姿	理想
	道諦《どうたい》	理想にいたる方法	

この四諦を看護実践の方法に当てはめて考えてみると、まず、苦諦は看護を必要とする人の不健康状態そのものと考えることができます。つまり、苦諦は対象のありのままの状態や状況を観察して、不健康状態や状況、問題を明らかにするための情報収集の段階に相当します。次に集諦は、観察や測定等によって収集されたさまざまな苦の状態・状況が、どのような原因や条件から引き起こされたものなのかを明らかにし、手立てが講じられなければどのような状態や結果を招くことになるのか、そのためにはどのような対応や援助が必要なのかを判断することです。さらに滅諦は、集諦からみた対象の理想的な状態、めざすべき健康状態とはどのような状態なのかを明らかにすることです。滅諦はめざすべき看護の目標とも重なります。最後の道諦は、対象がめざすべき理想的な健康状態にいたるための具体的な看護の方法の選択と実施に相当するものであり、具体的・実際的な看護の行動計画に相当します。四諦の教えは、看護を実践していくうえでの看護の道筋を示してくれるものであり、看護過程の構成要素を示すものでもあると考えられます。

❖四正勤《ししょうごん》の教え

「四正勤」の教えについては、第2章（3）の「健康の概念」のところでも紹介していますが、本来「四正勤」というのは、人間向上のための方法論です。この教えは、看護を実践していくうえでもそのまま適応できるものであり、看護の「目的」にもなり得ます。仏教聖典[7]のなかに次のような教えがあります。

四正勤《ししょうごん》とは次の四つである。
これから起ころうとする悪は、起こらない先に防ぐ。

すでに起こった悪は、断ち切る。
これから起ころうとする善は、起こるようにしむける。
すでに起こった善は、いよいよ大きくなるように育てる。
この四つを努めることである。

「正勤」とは、正しい努力のことであり、「四正勤」とは（1）すでに起こっている悪を断つ努力、（2）いまだ生じていない悪は、これを起こさない努力、（3）いまだ生じていない善を起こす努力、（4）すでに起こっている善は、これを大きくする努力のことを意味しています。[8)]

引用文の「悪」を「病い」あるいは「健康上の問題状況」に、「善」を「健康」あるいは「理想的な健康状態」に読み替えるならば、まさに看護を実践していくうえでの目的であり、看護過程の目的・目標の基本となる考え方となるでしょう。また、この教えは看護者として看護を実践していくうえでの努力の方向性を示しています。さらには、看護の目的でもある「健康の保持・増進」「疾病の予防」「早期発見」「疾病からの回復」「リハビリテーション」の概念も包含されています。

❖七覚支《しちかくし》の教え

経典『ブッダ最後の旅』に次のような教えがあります。

「修行僧たちよ。また修行僧たちが、未来の世に、〈よく思いをこらす〉さとりのことがらを修し、〈よく法をえらび分ける〉さとりのことがらを修し、〈よく努力する〉さとりのことがらを修し、〈よく喜びに満ち足りる〉さとりのことがらを修し、〈心身が軽やかになる〉さとりのことがらを修し、〈精神統一〉というさとりのことがらを修し、〈心の平静安定〉というさとりのことがらを修すならば、その間は、修行僧たちに繁栄が期待され、衰亡は無いであろう。修行僧たちよ。この七つの〈衰亡を来たさざる法〉が修行僧たちのうちに存在し、また修行僧たちが、この七つの〈衰亡を来たさざる法〉をまもっていることが見られる間は、修行僧らよ、修行僧たちに繁栄が期待され、衰亡は無いであろう。[9]」

これを「七覚支の教え」といいますが、「覚」とは悟りの智慧を意味し、ここに示されている七種の法は悟りの智慧を助けるから「覚支」というようです。この教えは、看護者が看護過程を展開していくうえでの実践力そのものといえるでしょう。「修行僧たち」という言葉に、看護の主体である看護者や看護の対象を重ねるならば、この教えはその両者に求められるものであると考えられます。

〈よく思いをこらす〉〈よく法をえらび分ける〉

この二つの法は、看護を実践する看護者に求められる態度や技術の在りようを示唆しています。「よく思いをこらす」とは、十分に心を集中して考えることですが、このような態度は看護過程を実践するあらゆる場面で求められるものです。実際には対象の生老病死に伴うさまざまな「苦」の状態・状況に対してよく思いをこらして観察し、情報収集をすることを意味しています。そして、その情報を分析・判断し、「苦」の原因や条件を明らかにし、理想的な状態にいたるためにはどのような援助が必要なのかを明らかにしていくことが「よく法をえらび分ける」ことに相当するでしょう。もちろん、そのためには看護者として必要な専門的知識・技術という下支えが必要なことはいうまでもないことです。

〈よく努力する〉

「よく努力する」とは、看護する者、される者双方に求められる態度に重ねて考えることができます。看護者が対象に対してよりよい看護を提供するためには、常に看護を追及し、研究する態度が必要であり、そのためにはたゆまぬ努力が求められます。よく努力する態度は、看護を受ける側にも求められるものです。看護の対象も、自分の不健康の原因や条件を自覚し、より望ましい健康状態をめざして努力をしてこそ、看護のめざすべき目的が達成できるものと考えます。

〈よく喜びに満ち足りる〉

「よく喜びに満ち足りる」とは、一つには、看護を実践することに生き甲斐と喜びが感じられることであると受け止めたいと思います。また、看護を実践していくうえで、対象がより望ましい健康状態にいたることができたときに、心からそのことを喜べる看護者であるかどうかということも大切なことです。看護の専門家として、看護を実践する過程において、相手との関係や看護の結果に「喜び」が伴うものであれば、看護という仕事はやりがいのある素敵な仕事であるといえるでしょう。

〈心身が軽やかになる〉

「心身が軽やかになる」とは、看護する者、される者双方の望ましい健康状態をさしているように思います。一般的には病いを得ている最中に、「心身が軽やかである」ことを期待することは難しいように思いますが、看護を受ける過程を通じて「病い」に伴う苦痛や苦悩を乗り越えながら、少しでも「心身が軽やかになる」ように働きかけることは看護の目的にも重なります。そのためには、看護者自らも心身ともに軽やかな状態を維持しつつ、看護を実践していくことが大切でしょう。

〈精神統一〉

「精神統一」とは、ある事象に対して心を集中させ、物事をまとめあげていく力の基となるものではないかと考えます。看護を実践するうえでも、看護者の心が乱れて不安定であれば、正しい観察や判断もできません。また、看護者自身がさまざまな悩みや迷いを抱え、心が安定していない状態で看護に取り組めば、患者に不安を与えるばかりでなく、医療事故や医療過誤にもつながりかねないでしょう。もちろん、四六時中このような「精神統一」ができているような状態を維持することは難しいことです。しかし、看護の専門家として対象に向き合い、看護を実践する際には、心をコントロールし、看護に集中できるように精神状態を整えることは大切なことです。

〈心の平静安定〉

「心の平静安定」も、看護を実践する看護者に求められている資質・態度であると思います。平静安定とは、態度・気持ちが落ち着いている様であり、激しい心の変動がないことをいいます。医療・看護はさまざまな人間関係のなかで進められていきます。心を平静安定に保てない状況も多々生じることでしょう。そのためにも、周囲の状況や感情に流されない精神や静かな立ち居振る舞い方を身につけるための努力も必要となります。また、看護者の専門的知識や技術は、看護者が心の平静安定を保ちつつ看護を実践していくうえでの重要な要素となるものです。

❖八正道《はっしょうどう》の教え

「八正道」の教えは、先に述べた「四諦の教え」の道諦に相当するものです。つまり実践の方法です。八正道とは、正しいものの見方（正見《しょうけん》）、正しいものの考え方（正思《しょうし》）、正しいことば（正語《しょうご》）、正しい行為（正業《しょうぎょう》）、正しい生活（正命《しょうみょう》）、正しい努力（正精進《しょうしょうじん》）、正しい念い（正念《しょうねん》）、正しい心の統一（正定《しょうじょう》）の八つの実践徳目をさし、仏教では、この八つが人を解脱にみちびく正しい道であるとしています。解脱とは、一般的には束縛から解き放すの意で、仏教では煩悩から解放されて自由な心境になることをいいます（『岩波仏教辞典』）。この教えは、人が生老病死に伴う「苦」を滅するための方法でもあり、この八つの実践徳目を実践すれば苦しみを消滅させることにつながるとされています。また、われわれが理想的な状態にいたるための具体的な方法の基本を示すものでもあるのです。つまり、適応された正しい生活そのものを意味しています。

看護においても八正道の教えは、病人が健康生活を獲得し、維持していくための方法論であるのみならず、看護者の看護実践に方向性を与え、看護者自らが理想的な健康生活を維持していくための方法論でもあるといえるでしょう。ここでいう「正しさ」の基準とは、「仏の心」「仏の教え」のことです。

〈正しいものの見方（正見《しょうけん》）〉

「正見」とは、正しくものを見、正しい見解をもつことです。経典には、「正しいものの見方とは、四つの真理（四諦）を明らかにして、原因・結果の道理を信じ、誤った見方をしないこと[10)]」とあります。看護実践の場では、目的をもって、主体的、能動的、意識的、科学的、専門的、意図的、計画的に正しく見ていく「観察」はとても重要です。仏教看護を実践する場合も、看護の専門的知識・技術や仏教の教えを下支えにして、看護の対象である病人やその家族のさまざまな苦しみの現実、状態、状況をありのままに観察していくことが正見に相当すると考えられます。人を正しく見ていく（観察）ためには、自分自身を正しく見ることも求められるでしょう。そのためにも、常に相手の立場に自分を置き換えて観察し、判断する態度も大切です。

〈正しいものの考え方（正思《しょうし》）〉

「正思」とは、正しい思惟のことです。つまり、対象について正しく思考し分別《ふんべつ》する心の作用のことをいいます。正思は、看護者が専門家としての責任を果たすうえで大切な要素であり、看護を実践する過程においては、対象の健康問題を判断し、必要な看護援助を決定する際になくてはならないものです。経典には「正しい考え方とは、欲にふけらず、貪《むさぼ》らず、瞋《いか》らず、害《そこ》なう心のないこと[11]」とあります。このことから、看護者自らも欲にふけらず、心のなかに貪り・瞋り・愚痴などの悪い想念を抱かず、慢心することのない心で看護を学び、実践していくことの大切さを学ぶことができます。

〈正しいことば（正語《しょうご》）〉

「正語」とは、正しいことばを語ることです。正しい言葉づかいといってもいいでしょう。経典には「正しいことばとは、偽りと、むだ口と、悪口と、二枚舌を離れること[12]」とあります。つまり、正語は、嘘をつくこと、意味のない無益なことばをいうこと、悪口をいうこと、人をそしるようなかげぐちやことばから離れることを意味しています。看護を実践していくうえでコミュニケーションは欠かせないものですが、正語は、言語的コミュニケーションを図るうえで大切な要素であると考えられます。また、対象とのよりよい人間関係、信頼関係を築くうえでも、言葉の影響力は大きいものです。看護を実践していくうえで、正語を心がけ、言葉が看護によい効果をもたらすように心がけることが大切であることを学ぶことができます。

〈正しい行為（正業《しょうぎょう》）〉

「正業」とは、正しい行い、行為、はたらき、ふるまい、動作のことです。現代でいうならば、法律・道徳・倫理にそむかない行いを意味するものと考えられます。看護を実践していくうえでの「正業」とは、専門家としての看護を提供できること、看護の目的を果たせること、看護の法律に依拠した看護行為を行うこと、看護倫理に基づいた看護を実践すること、安全で正しい看護を実践できることなどを意味するものと考えられます。また、このような看護を提供できる看護者であるためには、常により良い看護を目指して自己研鑽し、研究的態度を有していることが求められるでしょう。

〈正しい生活（正命《しょうみょう》）〉

「正命」とは、正しい生活、正しい生活方法のことであり、看護実践の場においては、看護する者・される者双方に求められる態度です。正命は、仏の教えに従った、身体と言葉と思いの調和がとれた生活を意味しています。看護者にとっては、自らが健康的な生活を送ることも大事であり、看護の対象もまた健康の意義を自覚し、健康生活が送れるように努力することが求められます。生活は一生涯続けられるものであり、生活の在りようは、健康・不健康状態に大きく影響するものです。そのような意味でも、正命を実行できるように努力することは大切なことです。経典には「正しい生活とは、人として恥ずべき生き方を避けること[13]」とあります。正命においても法的・道徳的・倫理的態度が重視されることはいうまでもありません。

〈正しい努力（正精進《しょうしょうじん》）〉

「正精進」とは、正しい努力のことであり、「正しいことに向かって怠ることなく努力すること[14]」をいいます。看護者が、対象に対してよりよい看護を実践していくためには、怠ることなく努力する態度は重要です。常に新しい専門的知識・技術を身につける努力をすること、研究的態度を身につけ看護の発展に寄与しようと努力すること、豊かな教養・社会性を身につけるように努力すること、人から信頼され、責任ある行動がとれる看護者であるように努力すること、このような態度こそ正精進といえるでしょう。

〈正しい念い（正念《しょうねん》）〉

「正念」とは、正しいおもい、正しい想念のことであり、「念」は、いつも心に思うことを意味しています。経典には「正しい念《おも》いとは、正しく思慮深い心を保つこと」[15]とあります。看護を実践していくうえで、注意深く心を働かせて考えていることは、どの場面においても求められることです。現代語の「念」には、心配り、注意の意もあります。観察、計測、介助、援助など、看護者にはどのような看護場面においても心を集中し、心を配り、注意しながら、行為・行動することが求められます。

〈正しい心の精神統一（正　定《しょうじょう》）〉

「正定」とは、正しい瞑想や禅定、正しい心の落ち着きのことをいいます。経典には「正しい心の統一とは、誤った目的を持たず、智慧《ちえ》を明らかにするために、心を正しく静めて心の統一をすることである」[16]とあります。「誤った目的を持たず」ということは、看護を実践する場合にも、その目的を認識していることの大切さを示唆しています。また、正定は、心を安定統一させる精神集中の修練であり、宗教的瞑想を意味するものですが、宗教に直接かかわっていない人であっても、日々心静かな時間を持ち、心の安定・安らぎを得ていくことは、健康的な生活を維持するうえでも、看護を実践していくうえでも意味のあることではないかと思われます。特に、看護者が、自己を客観視したり、情緒的安定を保つうえで、大切な要素になるのではないかと思います。

この八正道の教えは、健康生活の保持・増進、疾病の予防、疾病からの回復のみならず、人が人として人生を正しく生きていくためのものであると考えることができます。人生が苦しみであるということを知り、その原因を知ったならば、おそらく人はそれらの苦から解放されたいと願うことでしょう。このような苦しみを滅するための方法が八正道であるとするならば、生命の生老病死の苦しみに向き合っている人々の問題解決に向けても、役立つ方法論になるように思います。

引用文献

１）波多野梗子・小野寺杜紀著『系統看護学講座専門１　看護学概論』（医学書院、二〇〇三年、一一五）
２）同右、一〇九
３）中村元他編『岩波仏教辞典』（岩波書店、一九九二年、七七）
４）『和英対照仏教聖典』（仏教伝道協会、二〇〇〇年、三三三）
５）中村元訳『ブッダの真理のことば　感興のことば』（岩波書店、一九九一年、三七）
６）中村元他編『岩波仏教辞典』（岩波書店、一九九二年、三六〇）
７）『和英対照仏教聖典』（仏教伝道協会、二〇〇〇年、三三三）
８）中村元他編『岩波仏教辞典』（岩波書店、一九九二年、四二三）
９）中村元訳『ブッダ最後の旅』（岩波書店、二〇〇一年、二二）
10）『和英対照仏教聖典』（仏教伝道協会、二〇〇〇年、三二九）
11）同右、三三一
12）同右
13）同右
14）同右
15）同右
16）同右

3 仏教看護方法論の基本となる考え方

仏教看護の方法論には、仏教看護の本質や主要概念が反映します。つまり、仏教看護の定義、前提、理論上の主張や看護の主要概念のとらえ方が、方法論としての過程や行動計画に影響するものと考えられます。ここでは、それらを踏まえて、仏教看護方法論の基本となる考え方・特徴について取り上げます。

(1) 問題解決過程としての看護過程

❖一般的な看護過程における問題の概念

看護者が看護の独自の機能・役割を果たすうえで、看護過程の意義は大きいものです。本章の第1節「看護における看護診断」で述べたように、看護過程は看護を科学的に実践するための方法であり、その過程は問題解決過程としてとらえられています。看護過程は、一般的にアセスメント、問題の明確化、計画、実施、評価のステップをたどりますが、看護援助を実践していく過程において、特に看護上の問題を明確にし、どのような看護援助が必要なのかを決定することが重要な要素であることはいうまでもありません。

看護上の問題とは、人間が健康生活を送るうえで支障をきたすような問題であり、どちらかというと「困った事柄」や「厄介なこと」としてとらえられています。問題に対しては、看護の専門家が主体的、系統的、計画的に働きかけ、解決していくものであり、看護実践によって解決されていく問題を看護上の「問題」とみているようです。

いわゆる「問題解決過程」の概念は、アメリカから入ってきたものですが、ここでいう問題とはproblemのことであり、（疑問・不確実性・困難性のある）問題、（解決・議論すべき）問題のことを意味しています。言い換えればこのように問題とは、解決されることが要求される問題であり、裏返せば、その問題を解決することによって期待される結果が得られることになります。看護過程における問題の意味も、望ましい健康状態の前に立ちはだかっている障壁としてとらえてもいいでしょう。

❖仏教看護における問題のとらえかた

経典に、「この人間世界は苦しみに満ちている。生も苦しみであり、老いも病も死もみな苦しみである。怨《うら》みあるものと会わなければならないことも、愛するものと別れなければならないことも、また求めても得られないことも苦しみである。まことに、執着《しゅうじゃく》を離れない人生はすべて苦しみである。これを苦しみの真理（苦諦《くたい》）という[1]」とあります。この教えからもわかるように、仏教では、この世に生を受けるということは、すでにその生の中にさまざまな「苦」を包含しており、人間が根底的苦を基に据えた存在であるという人間観があります。

仏教看護においては、人間がこのような真実に気づかないで生き、生活していること自体がむしろ問題であり、それは人間存在にとっての根本的な問題であり、一義的な問題であるととらえたいと思います。一般的な看護過程で抽出される看護上のさまざまな問題は、この一義的な問題のうえに派生してくる二義的な問題であるととらえたいと思います。おそらく、この一義的な問題に気づいている人とそうでない人とでは、看護上の問題は異なってくることでしょう。それは、看護する側、看護される側双方に共通する事柄です。

一義的な問題に気づいている看護者とそうでない看護者とでは、看護上の問題の判断の仕方が異なるように思われます。また、一義的な問題に気づいていない看護者の看護上の問題の判断の仕方は、一義的な問題に気づいている患者側からみれば、正しい判断だとはいえない場合もあるかもしれません。その逆もまた然りです。

仏教看護における方法論としての看護過程においては、このような考え方のもとに「問題」の概念をとらえています。つまり、仏教看護では、看護過程における問題を、単に健康生活を送るうえでの「困った事柄、厄介なこと、障壁となっていること」のみならず、人間としての根本課題までも視野に入れたうえで、「問題解決」に関与していく過程であるということを重視したいと思います。

仏教看護は「人間自らがその苦を引き起こしている原因や条件に気づくような方法」で展開され、「その苦を滅するための正しい方法を行じること」によって、対象がめざすべき理想の姿にいたることができると考えています。そして、この過程を通じて、看護される者、する者がともに人間として成熟することを目的としています。看護は、人の生命の誕生前から死後までも視野に入れたかかわりです。看護を実践する過程は、看護する者・される者が、ともに人生の根本課題に対峙しつつ、さらには看護上の問題に向き合いながら、その体験をお互いの成熟に結びつけていく過程です。

仏教看護では、対象の性別・年齢を問わず、「生老病死」のどの過程にあろうとも、どのような健康状態・状況に置かれていたとしても、今、生かされ、生きていることの意味と自覚と実感こそが追求されるべき事柄であると考えます。それは単に、対象の健康問題にとどまらず、人間の根本課題（問題）までも視野に入れた看護実践なのです。

（２）仏教看護の方法論としての看護過程の特色

ここで、仏教看護の方法論としての看護過程の特徴をまとめておきたいと思います。

❖だれもその人には成り代わり得ない固有の存在へのかかわりである看護過程

仏教看護の「看護過程」では、看護の対象も主体も人間であり、誰もその人には成り代わり得ない固有の存在としての相互作用の過程であるということを大切にしています。また、双方とも、「心」をもった存在であるということです。心は人間の理性・知識・意志などのはたらきの「もと」になるものであり、はたらきそのものです。人は相手には成り代わり得ない存在であるがゆえに、他者の心の働き、感情、思いを正確に把握し、相手と同じようにその気持ちを理解することは難しいことです。もしも、理解できる部分があるとするならば、相手と同じような体験や経験を通じてでしょう。しかし、そのような場合でも、相手と同じようにはわかり得ないものです。

したがって、看護を実践する際にも、このような考え方を前提にして、看護過程に取り組む謙虚さが求められます。同時に、その人と同じようにはわかり得ない存在であるがゆえに、相手に関心を払い、わかろうと努力する姿勢も大切になってきます。看護の方法論としての看護過程は、看護上の問題を解決へと導く有効な方法・手段であり、過程そのものですが、一方では、誰もその人には成り代わり得ない固有の存在であるがゆえに、対象の看護上の問題を完全に解決できる方法だと断言できない面もあることを認識しておきたいと思います。

❖対象も看護過程に参画することが大切であること

仏教看護における方法論としての看護過程では、常に看護の対象が看護過程に参画することを基本に置いています。対象は、看護の専門家ではありませんが、自分の健康上の問題の原因・条件を自覚し、治療・看護の目的・方法を理解し受け入れ、その結果の評価にも主体的に参画してこそ、看護過程の意義があるものと考えます。もちろん、対象の性別・年齢、疾患の種類、程度、病状、予後、家族の状況等、さまざまな状況や条件によっては、一時的、一方的に専門家の診断や判断の下に治療・看護が進められていく場合もあるでしょう。しかし、基本的には、可能なかぎりその人が自分の身に起きている現実や状況を認識し、治療・看護の必要性を自覚したうえで看護を受けることが大切です。

医療現場での看護を例にあげれば、看護の方法論としての看護過程は、患者の入院時に始まり、退院時まで続くものであり、時には退院後の継続ケアにまで及ぶ過程です。したがって、看護を受ける対象が自身の健康状態・健康問題を認識・自覚し、積極的に看護過程に参画しなければ、望ましい状況に到達しなかったり、退院できたとしても入院前と同様の事態を招くことになりかねません。

先にも述べたように、対象の抱えるさまざまな状況や条件によっても異なりますが、外来受診時、入院時、入院中の適切な時期に、説明・指導を通じて対象およびその家族に看護過程の意義を理解し、参画してもらうことが大切です。ただし、脳血管疾患などで、救急で入院してきたような患者の場合は、回復状況によっては退院時に自分の身体に生じた問題状況を理解し、退院後の日常生活につなげていく場合も考えられます。

❖変化し続ける人間や環境との相互作用の中で進められる看護過程

仏教には、人間存在を含め、つくられたものはすべて一瞬たりとも同一のままではありえず、あらゆる現象は変化してやむことがないという考え方があります。仏教看護を実践していく過程においても、この考え方を基本に据えています。つまり、対象および周囲の状態・状況は時々刻々と変化していることを前提として、対象の望ましい結果を予測し、その状態にいたることができるように主体的、意図的に取り組む過程が看護過程であると考えます。

その変化の過程は、看護する側の専門的知識・技術・態度のいかんによって望ましい方向にも、その逆にも変わり得るものです。また、看護される側の健康上の問題に対する認識や自覚の在りようによっても、同様のことがいえるでしょう。看護を実践していくうえで優先されるべきは、看護者側の主体的な取り組みですが、仏教看護においては、看護を受ける側の受け止め方、取り組み方も重視していきます。自身の生命、健康、生死をめぐる事柄については、専門家の指導や援助を参考にしながら、ある程度、個々人が責任をもって主体的、積極的に取り組む姿勢も大切であると考えます。

❖人生の根本課題までも視野に入れた問題解決過程としての看護過程

仏教看護の方法論としての看護過程は、単に知的、科学的、かつ合理的な方法論にとどまらないところにその特徴があります。つまり、人生の根本課題までも視野に入れた問題解決過程としてとらえている点です。基本的には、対象の信念や価値観をも視野に入れ、人生や生き方にまで影響を及ぼす過程であるととらえられます。

たとえば、がんの末期患者から「なぜ私が、がんのために人生半ばで死んでいかなければならないのか、何も悪いことをしていないのに」、「こんなに辛いのなら死なせてほしい」、「死んだらどうなるのだろう。来世はあるのだろうか。死ぬのは怖い」などと投げかけられても、看護者は科学的思考、科学的認識のもとにそれらの問いに答えることはできません。このような問題は、看護の方法論としての看護過程において、看護者が解決に導けるようなものではないからです。

特に人は、「病む」という体験によって、今まで日常性の外に追いやっていた死を意識し始め、人間存在の限界を知らされることがあります。病いはその人の心に不安、苦しみ、悲しみを揺さぶり起こし、生存の危機感へと結びつけていくことがあります。このような、実存的、哲学的、宗教的な側面の問題については、個々人が自ら答えを求めるべきものなのかもしれません。しかし、看護者は、このような問題に直面している人々に直接的にかかわり、看護援助をしていく責任と役割を負っています。少なくとも、そのような人々の傍らにあって、その人自らが答えを見つけ出せるようにかかわる責任と役割を負っているように思います。

そのためには、看護者自らも人生の根本問題である「生老病死」に向き合うことが求められます。そうすることによって、生老病死に伴う問題は他人事ではなくなり、看護を実践する過程においても、相手の立場に立った問題の分析・判断ができるようになり、具体的な行動計画に結びつけられるように思われます。そして、問題の内容によっては、しかるべき専門家に介入してもらうための行動もとれることでしょう。

引用文献
1）『和英対照仏教聖典』（仏教伝道協会、二〇〇〇年、七五）

4 仏教看護の方法としての看護過程

本節では、「仏教看護論は、科学的看護論に価値と方向性を与えた看護論であり、それは仏教の教えを基としたものである」という考え方のもとに、看護の方法としての看護過程について取り上げます。仏教看護における看護過程もそのプロセスは一般的な看護過程とほとんど変わりませんが、先の節で取り上げた仏教の教えを基本にしています。

(1) 方法としての看護過程と四諦の教え

仏教看護を実践していくうえでの方法もしくは手段である看護過程は、仏教の四諦《したい》の教えを基本に据えています。四諦の教え（苦諦《くたい》・集諦《じったい》・滅諦《めったい》・道諦《どうたい》）については、第2節「仏教看護の方法論の基本となる教え」にて詳述しましたが、簡単に言えば苦諦は今ある現実の姿であり、集諦は現実の姿の原因・理由に相当します。滅諦はめざす理想の姿であり、道諦は理想にいたるための方法に相当します。苦諦・集諦が現実であるとするならば、滅諦・道諦はその理想となるものです。この四諦を一般的な看護実践の方法（看護過程）に当てはめて考えてみると次のようになります。

四　諦

苦諦━生老病死に伴う現在の苦の状態（情報の収集）
集諦━苦の因と縁の究明（情報の分析・解釈）
滅諦━めざす理想的な状態の明確化（目標の設定と方法の計画）
道諦━理想的な状態にいたるための看護の方法の選択と実践（方法の選定と実践）

右記に示したように、苦諦は、看護を必要とする対象の「生老病死」に伴う苦（不健康状態・状況）の姿そのものと考えられます。つまり、苦諦は対象のさまざまな状態・状況・訴えなどのありのままを観察して、その苦や問題を明らかにするための情報を収集する段階に相当します。次に集諦は、観察・収集されたさまざまな苦の状態・状況が、どのような原因や条件から引き起こされているのか、今現にある問題（苦）は何か、今後起こり得る問題（苦）は何なのか、どの問題（苦）から解決をしていくべきなのか、どのような対応や援助が求められているのか、などについて分析し、判断する段階です。そして滅諦は、今からめざすべき対象の理想的な状態（健康状態）とはどのようなものなのかを判断し、めざすべき看護の目標と具体的な行動計画を明らかにする段階です。最後の道諦は、対象がめざすべき理想的な状態にいたるための具体的な看護援助の方法・手段を選択し、実践することに相当する段階です。

めざすべき理想的な状態（目標）にいたるための具体的な方法・手段の明確化については、滅諦もしくは道諦のいずれに位置づけてもいいのではないかと思います。要は、具体的な看護実践にいたるための段階としての「過程」そのものに意味があるからです。このように「四諦の教え」は、看護を実践していくうえでの看護の道筋を示してくれるものです。

（2）方法としての看護過程の5段階

四諦の教えと看護過程の基本的な構造については、先に述べたとおりです。ところで、めざすべき目標と理想的な状態を設定した以上は、最後にその結果を評価することが必要となります。四諦の教えでは、その評価に関連する部分がなかったため、評価に相当する段階を加え、看護過程を以下のような5段階で構成しました。基本的には、看護の現場において実践されている看護過程の流れとほとんど変わりません。ただし、看護過程の第2段階部分である情報の解釈・問題の明確化においては、「看護診断」の用語は使わず、看護診断類型の概念も取り入れていません。しかし、看護者が方法・手段としての看護過程の意義を理解していれば、看護診断を導入している、いないにかかわらず、いずれの状況にも対応できるものと考えます。この5段階の各段階について、簡単に説明を加えていきましょう。

看護過程の5段階

第1段階：情報の収集（生老病死に伴う苦の観察）
第2段階：情報の解釈・判断・推理、問題の明確化（苦の因と縁の究明）
第3段階：看護目標の設定、方法の計画（理想的な状態の明確化と方法の計画）
第4段階：看護方法の選択、実践（理想的な状態にいたるための看護の方法の選択と実践）
第5段階：看護の評価（理想的な状態にいたったかどうかの確認）

図1　看護過程の5段階

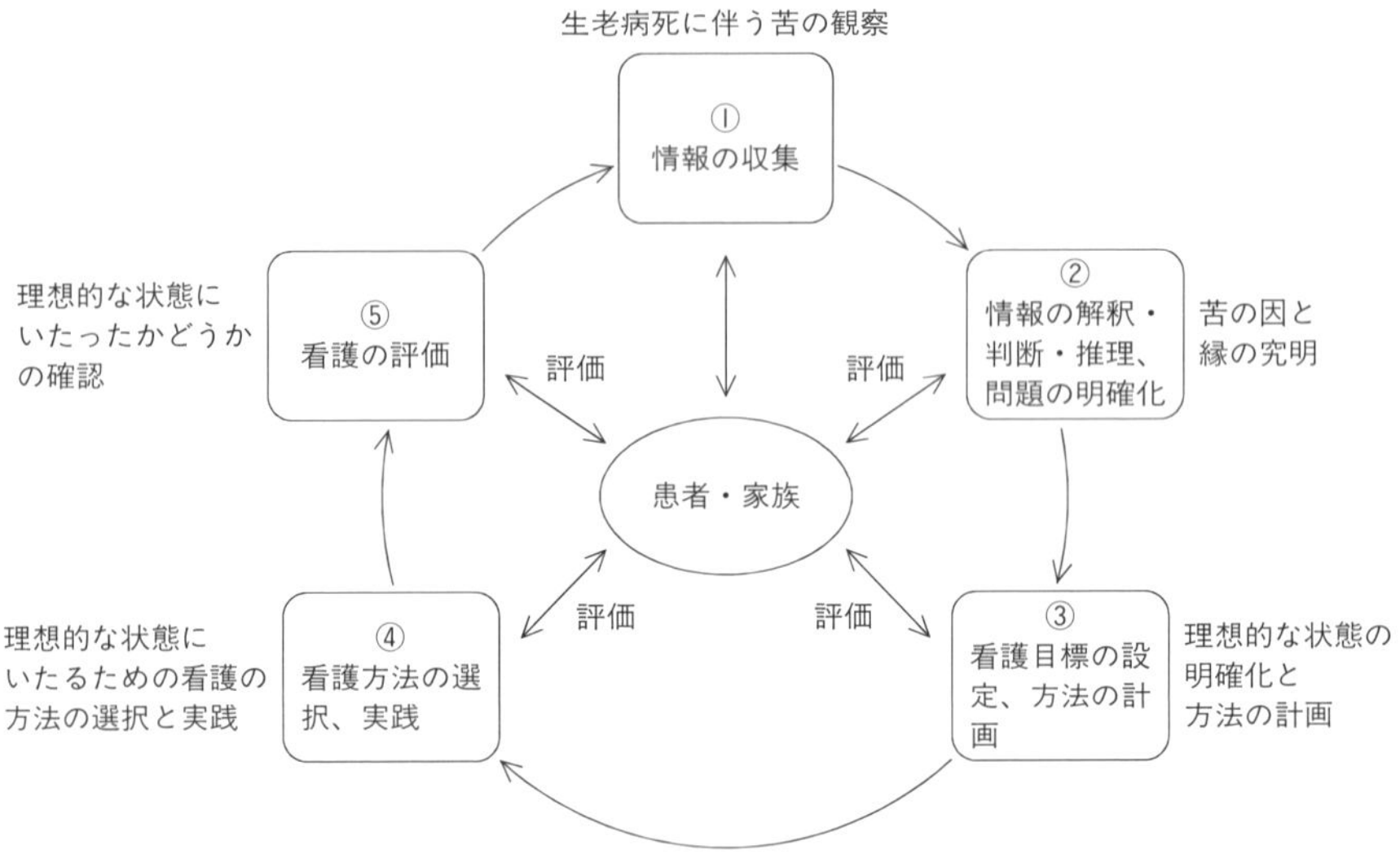

❖看護過程の第1段階：情報の収集（生老病死に伴う苦の観察）

第1段階は、看護を実践するにあたり必要な情報を収集する段階です。第2節の「仏教看護の基本となる教え」でも取り上げた「七覚支の教え」にもあったように、第1段階では〈よく思いをこらして〉対象の生老病死に伴うさまざまな苦や健康状態・状況のありのままを情報・資料として収集する段階に相当します。ありのままといっても、不必要な情報まで収集する必要はありません。対象を把握し、問題を分析していくうえで必要と思われる情報を系統的に収集していくことが大切です。どのような方法で収集するのかについては、看護者が直接的に見る、聞く、話す、触れる、測定するなどの手段を通じて収集します。また、検査結果をはじめ、看護者以外の保健医療福祉チームの成員や対象の家族・知人・友人などからも、情報を得ることができるでしょう。

第1段階における情報収集がきちんとできてこそ、〈よく法をえらび分ける〉第2段階が可能となります。第1段階で、具体的にどのような情報を系統的に収集していけばよいのかについては、次のような枠組みあるいは視点が考えられます。また、情報収集をするにあたっては、看護に必要なあらゆる専門的知識のみならず、仏教看護の主要概念についての考え方がその基本となることはいうまでもありません。

〈対象の全体像を把握するための基礎情報〉

対象の生老病死に伴う苦や問題を判断するための基礎情報としては、対象の性別、年齢、役割・地位（職業・職位・仕事の性質・学業・学年等）、医療費の支払い区分、家族構成、診断名、主訴、病状、既往歴、治療方針、病気や健康に対する家族の考え方・受け止め方、信仰の有無などが考えられます。これらの基礎情報は、入院時の患者の状態・状況にもよりますが、なるべく早く直接的、間接的に収集することが必要です。看護の対象やその家族の人生観、価値観、生死観なども、看護の問題を判断し、看護を実践していくうえで重要な情報となる場合があります。そのことも念頭に入れ、必要に応じて収集します。

〈必要な看護援助を明らかにするための情報〉

必要な看護援助を明らかにするための情報とは、対象の抱えている苦・問題を判断し、必要な看護援助を決定するための情報のことです。どのような視点、枠組みで情報収集を行っていけばいいのかについては、いろいろな考え方があります。たとえば、看護を実践している病院（施設）の看護者が独自に開発・作成したものを使って情報収集することもあれば、さまざまな看護理論家たちが作成した視点や枠組みを用いる場合もあります。いずれの視点や枠組みを使って情報収集をしたとしても、必要な看護援助を導けるものであればよいでしょう。

仏教看護では、対象を把握する側面を「基本的欲求に伴う側面」「身体的側面」「内的側面」「社会的側面」「生活的側面」の5側面とし、それらを対象の「苦」や「問題」を判断するうえでの情報収集の視点・枠組みとしています。情報収集をする際には、この5側面からみた具体的な対象の状態・状況を、看護する側（客観的情報）、される側（主観的情報）双方の視点からそのありのままを収集します。

看護される側からの情報とは、おもに対象の主観的なものであり、直接的な訴え、快・不快、苦痛、苦悩などを伴う反応そのもののことです。もちろん、対象自らが自身を客観的に観察する場合も考えられます。看護する側の視点でみた情報とは、観察・測定・入手し得るあらゆる客観的な情報・資料のことであり、対象の反応・変化・変調のすべてをさしています。ここでいう「反応」とは、健康・不健康に伴うあらゆる刺激に応じて起きる対象の動作・行動・感情の変化などのすべてであり、「変化・変調」とは、健康・不健康に伴う対象のある状態・状況の変化のすべてを意味しています。

●「基本的欲求に伴う側面」の情報収集

基本的欲求とは、人間が生きていくうえで基本的に満たされ、保障されなければならない側面の欲求のことです。具体的には、「呼吸」「循環」「飲食」「排泄」「運動・活動」「睡眠・休息」「清潔」「衣服の着脱」「性」などの側面の欲求です。身体を清潔に保つこと、衣服の着脱、性行為・行動などは、直接的に生命維持にかかわる欲求ではありませんが、人間が生き、生活していく大切な要素であると考え、基本的欲求の枠のなかに入れています。

これらの欲求に関するさまざまな反応・変化・変調に関連する事項を情報として、患者および看護者側双方から収集します。「排泄」を例にとって考えてみましょう。排泄は、生命を維持する過程において、体内の不要物を体外に出すことですが、新生児や乳幼児、障害のある一部の人を除けば大方の人の排泄行動は自立しています。便意や尿意があれば、トイレに行って排便・排尿し、それには違和感や不快感が伴わないのが健康的であるといえるでしょう。

しかし、入院患者は、疾患の種類・程度、症状、治療方針、手術・処置の有無などによって平生とは異なる排泄行動を強いられる場合があります。たとえば、同室者の居る病室のベッド上で看護者の介助を受けて排泄をしなければならない場合があります。あるいは、一時期紙おむつを当てなければならなかったり、カテーテルを通して排尿をしなければならないこともあります。さらにはトイレに行くのに介添えが必要だったり、車いすで移動しなければならない人もいるでしょう。さまざまな状況下における排泄に伴う患者の反応や訴えが、患者側から提示された情報となります。

看護者側からみた情報としては、「排泄」という生理的ニードに対する患者の反応・変化・変調のすべてが情報となります。たとえば、排便・排尿の回数、便・尿の量やその性状・臭い、便・尿の生化学的検査結果、留置カテーテルからの尿の排出状況、人工肛門・人工膀胱からの排泄状態、肛門・人工肛門周囲の汚れや皮膚の状態、浣腸・道尿時の患者の反応、緩下剤・利尿剤の効果、排便・排尿後の後始末が自力でできるかどうか、排泄時・排泄後の違和感や異常感の有無などについて、観察したことや検査結果などが看護者が側からみた情報になります。

看護者は、これらの基本的欲求に伴う側面の具体的な観察項目、予想される訴えの内容・項目などを整理・把握したうえで情報収集を行います。ここでは、基本的欲求項目に関連する具体的な観察項目、予想される訴えの一々などについては挙げていませんが、看護者側の知識・技術の能力差により、情報収集の内容・程度が異なる場合も考えられます。ついては、それぞれの病院・病棟間で、分析的にアセスメントができる観察項目内容を検討・整理し、収集した情報を記入できるような統一された用紙を用いるのが望ましいと思います。

●「身体的側面」の情報収集

身体的側面からみた情報とは、病いに伴うあらゆる身体の症状・症候・徴候などに関する情報のことです。ここでは、「症状」とは、広い意味での病いによる異常を意味し、患者の訴える異常を「症候」、医療者側が認め得る他覚的異常を「徴候」と概念規定しておきます。病いは、人に「痛み」「全身倦怠感」「発熱」「悪心」「嘔吐」「食欲不振」「呼吸困難」「便秘」「下痢」「不眠」「咳」「痰」「腫脹」「黄疸」「腹水」「麻痺」「悪寒」「発疹」など、さまざまな症状・症候・徴候などをもたらします。これらは、いずれも病いに伴う身体の異常状態であり、一般的には身体的苦痛として感じられる場合が多いでしょう。しかし、他覚的異常としての徴候が認められても、本人には自覚症状がない場合もあります。以上のような病いに伴う身体的変化・変調としての症状、それに対する対象の反応が、「身体的側面」の情報です。

［患者側からみた身体的側面の情報］：患者が観察、自覚し得るあらゆる身体症状・症候に関する変化・変調のすべてを含みます。たとえば、先に述べたような症状の有無、種類、程度、症状の出現の時期、断続的か持続的か、随伴症状の有無や内容などについて患者から収集します。患者自身が自分の身体を客観的に観察した事項も含まれます。また、患者の家族や関係者からも間接的に情報収集をします。たとえば、患者が「寒気がする」「お腹が空くと、胃がきゅーんと痛い」「身の置き場のないほど体がだるい」などについて、家族に訴えたり、話したりしていた事実があれば、それも患者側からの情報となります。

［看護者側からみた身体的側面の情報］：看護者が観察し得る患者の身体症状・徴候としての変化・

変調のすべて、身体症状等に対する対象の反応、測定値、計測値、検査結果などの客観的情報のすべてを含みます。発熱を例にあげれば、顔面紅潮、発汗などは観察される症状であり、体温計で測定した体温は測定値です。発熱に対して観察され得る対象のさまざま反応が対象の反応であり、血液検査やレントゲン写真による所見は検査結果に入ります。身体的側面からみた情報は、必要な看護援助を判断するうえで重要な情報です。

身体的側面からみた情報と基本的欲求に伴う側面からみた情報には、内容的に重なる場合がありま す。基本的欲求に伴う側面からみたいずれの項目においても、病いに伴ってさまざまな身体症状・症候・徴候などが見られるからです。したがって、基本的欲求に伴う側面からみた場合は、人間が生きていくうえで満たされ、保障されなければならない欲求が、日常生活（入院生活）のなかで問題なく満たされているかどうかという視点で観察することを基本にしています。つまり、どのような病いを抱えた対象に対しても、日常的に観察されなければならない類のものです。

身体的側面からみた場合の情報収集については、その対象の疾患と関連付けて、より専門的、客観的、系統的、意図的に観察し、情報収集をすることになります。したがって、その対象が罹患している疾患の種類・程度、症状、性別、年齢、手術、処置、装着している機械・器具などの状況によっても観察する項目が個々に異なります。

●「内的側面」の情報収集

内的側面からみた情報とは、いわゆる精神的、霊的、宗教的、哲学的な事柄に関連する情報をさしています。病いの種類・程度・病状・予後などの条件によっても異なりますが、病い体験は、人にさまざまな内的側面の苦痛・苦悩をもたらす場合があります。

精神的、霊的、宗教的、哲学的な事柄を含む内的側面の情報は、患者の言動、動作、態度、所作などを通じて観察され、収集されます。患者の家族や友人などからも関連の情報を得ることができるでしょう。特に、患者の宗教的背景・価値観・信念・人生観・生死観、家族の宗教などに関する情報は、内的側面の問題を判断するうえでの基礎的な情報となります。また、内的側面の苦は、患者の基本的欲求、身体的側面、社会的側面、生活的側面における苦や問題の在りようとも連動して生じる場合があります。

特に、予後不良の病いに罹患している人、難病を患っている人、病いや手術によるボディイメージの変化が著しい人、病いや事故が原因となり障害を抱えて生きていかなければならない人、手術や事故などで身体の一部や機能を失った人、器械・器具などを使用・装着した状態で生活をしなければならない人、病いや入院のために失職・退学などを余儀なくされる状況にある人、長期入院や闘病生活のために経済的な問題を抱えている人、などは内的側面の問題が生じやすい状況にあると思われます。

［患者側からみた「精神的」な事柄に関する情報］：対象の精神的活動における変化・変調を伴う反応のすべてをさしています。精神的活動には、まず知覚、思考、理解、判断、記憶、意志、感情、情動、解釈、表現、価値観、信念、伝達などの心の働きに関する事柄が考えられます。たとえば、「計算ができない」「物忘れが激しい」「集中できない」「いらいらする」「理解できない」「気持ちを表現できない」など、患者が直接的に感じている変化・変調・反応のことです。

次には、たとえば不安、恐怖、怒り、依存、葛藤、絶望、興奮、不信、罪悪感、焦燥感、無力感、脅迫観念、喪失、孤立、逃避、羞恥、幻覚、妄想、否認、空虚、飢餓、などの社会心理的反応に関連する変化・変調が考えられます。たとえば、患者が「暗い気持ちになる」「しょっちゅう悲しくなる」「夜眠れない」「ゆううつである」「なにもする気になれない」「不安でたまらない」などの訴えがあると仮定します。このような訴えが多くなれば、精神症状の一つである「抑うつ」に関連する情報につながる場合があります。このように、精神的な事柄に関する患者側の情報は、患者自らの変化・変調に伴う訴えが主なものです。また、患者が家族や友人たちに話した内容も同様に患者側の情報となります。

［看護者側からみた対象の「精神的」な事柄に関する情報］：観察し得る対象の精神的活動に伴う変化・変調・反応のすべてを含んでいます。精神的活動の内容については、先に述べたのと同様です。具体的には、知覚障害、思考障害、理解力・判断力の低下、記憶障害、怒りや不安などのさまざまな情動面の変化・変調・反応、異常行為・行動、欲求不満、精神症状、言語障害、退行現象、自己概念の混乱、自殺企図などとして観察されることが多いものと思われます。状況に応じて第三者からも情報を入手します。特に、看護援助の必要性を判断するうえで、先にも述べたような心理社会的反応の有無、種類、程度などの情報は重要です。たとえば、「患者の口数が徐々に少なくなる」「表情が乏しい」「笑顔が見られない」「夜間眠れていない」「いつも物悲しい顔をしている」「ときどき不安そうな表情がみられる」「昼間も布団をかぶって寝ている」「食事をほとんど残している」「自分の方からは話しかけてこない」などの言動は、看護者側から見た「抑うつ」に関連する情報となる場合があります。

次に「霊的」「宗教的」「哲学的」な領域における情報についてですが、これら三つの概念の相違を明らかにすることは難しいように思います。辞書には「霊的」とは「霊魂・精神に関するさま、神聖で清らかさをそなえているさま」（岩波国語辞典）とあります。世界保健機関（ＷＨＯ）は「霊的とは、人間として生きることに関連した経験的一側面であり、身体感覚的現象を超越して得た体験を表すことばである。多くの人々にとって、『生きていること』がもつ霊的な側面には宗教的因子が含まれているが、『霊的』は『宗教的』と同じ意味ではない。霊的な因子は、身体的、心理的、社会的因子を包含した人間の『生』の全体像を構成する一因としてみることができ、生きている意味や目的についての関心や懸念とかかわっていることが多い。とくに人生の終末に近づいた人にとっては、自らを許すこと、他の人々との和解、価値の確認などと関連していることが多い[1]」としています。

「宗教」や「哲学」はいずれも人間存在そのものを問い、意味づけする行為であると考えられます。ウァルデマール・キッペスは、宗教は「人間の知性や知恵ではなく、超自然的・超人間的な存在の啓示による知識や知恵や英知であり、これらは信仰・信条といわれ、人生の意義や心の安らぎを得ようとする行為であり、信仰の体系的なまとまりが宗教である」と概念規定しています。かたや哲学は「知性と理性を持って、人生・世界・自然・宇宙を含む事物の存在および存在そのものの根本的な原理を探求し把握する努力・学問である。また、生活信条となる人生観・世界観を形成するものであり、単なる本能的な生き方を超越し、知性・知恵によって人間存在、人生に意義を付加する行為である[2]」としています。

［患者側からみた霊的、宗教的、哲学的な事柄に関する情報］：霊的、宗教的、哲学的な側面の事がらに対する心の変化・反応のすべてを含みます。それらは、成長発達段階や個人によって差があるかもしれませんが、人間であれば誰にでも生じ得る側面の反応です。たとえば、働き盛りの一家の大黒柱である男性が末期がんで療養している場合、「なぜ自分は人生半ばで死んでいかなければならないのか」「何のためにこの世に生を受けたのか」「来世はあるのか」「死んだらどうなるのか」「死ぬことを考えると恐ろしくてたまらない」「死にたくない」「もう何も考えたくない、どうでもいい」「だれも私の気持ちなどわかってくれない」「こんなに辛いのなら早く死にたい」などの疑問、不安、恐怖、怒り、絶望、無意味、孤独、疎外、虚無などの感情が生じたならば、それらは霊的、宗教的、哲学的な事がらに関する情報となります。また、特定の宗教を信心している患者が、宗教の教えと現実とのギャップ、宗教行事に参加できないこと、病室で祈りやお念仏が唱えられないことなどについて悩んでいるようであ

れば、それらもこの側面の情報に入ります。

患者のなかには、このような霊的、宗教的、哲学的な事柄に関する思いを他人に言わない人、言えない人もいます。また、あまり深く考えない人もいるかもしれません。そのような人に対しては、特に看護者側の観察は重要です。

［看護者側からみた霊的、宗教的、哲学的な事柄に関する情報］：客観的に観察し得る、霊的、宗教的、哲学的な側面の事柄に対する患者の心の変化・反応のすべてをさしています。患者側からの直接的な訴えが、もっとも観察・収集しやすい情報となりますが、そうでない場合には間接的な言動から収集することになります。ときには、看護者側の患者に対する言葉がけが、患者自身の内なる霊的、宗教的、哲学的側面の問題を明らかにするきっかけになるかもしれません。また、不安、恐怖、怒り、絶望、無意味、孤独、疎外、虚無、悩み、不信などの感情の表れが、霊的、宗教的、哲学的側面の問題に起因している場合があります。たとえば、患者にうつ症状や夜間の不眠が観察された場合なども、その原因が霊的、宗教的、哲学的な事柄に関係していることがあるかもしれません。したがって、さまざまな側面の観察を通じて、霊的、宗教的、哲学的な事柄に関する情報を収集することが大切です。

以上のように、精神的、霊的、宗教的、哲学的な概念の意味合いは微妙に異なる面がありますが、そのいずれもが、生き死にの意味や目的にかかわるものです。

内的側面の具体的な変化・変調・反応としては、たとえば「人生の意味や目的に対する疑問」「生きる意味や価値の喪失」「人生や自己の否定」「罪過に対する呵責」「死に対する恐怖心」「死後の世界に対する不安」「人生に対する無常感」「神仏に対する不審や怒りの感情」「信念・価値観の動揺や変化」「信仰心の動揺や変化」「罪悪感」「孤独感」「虚無感」「疎外感」「無意味感」「憎悪」「恐怖感」「不安感」

「絶望感」「喪失感」などの反応として現れることが多いでしょう。

●「社会的側面」の情報収集

社会的側面からみた情報とは、社会や家族の一員として生きている人間が病み、老い、死に向かう過程において、本人およびその家族にもたらされる変化・変調・反応のすべてです。臨床においては、入院、手術、療養、リハビリテーション、死などに伴うあらゆる変化・変調・反応のすべてが含まれます。人間が社会の一員としての役割と責任をもち、家族のなかで役割を果たし、社会環境の影響をうけながら生活している以上、「病む」という体験は、その人や家族にさまざまな社会的側面の苦痛・苦悩・問題・困難・変化などをもたらすものと考えられます。

［患者側からみた社会的側面に関する情報］：性別、年齢、その人が果たしている役割や立場、病いの種類・程度、障害の種類・程度、予後などの条件によっても異なりますが、一般的には経済問題、入院費、本人および家族の将来、家族の扶養、子供の養育、家庭生活、結婚生活、夫婦生活、親子関係、仕事・職場に関すること、学業・学校生活に関すること、職場・学校・家庭内の人間関係、ボディイメージの変化、器械・器具を装着・使用して生活すること、同室者との人間関係、医療従事者との人間関係、などに対する変化・変調・反応のすべてが含まれます。

たとえば、一家の大黒柱である男性が胃がんの末期で療養生活を余儀なくされたとします。子どもたちはまだ自立しておらず、妻は仕事をもっていない状況にあれば、本人および家族にはさまざまな変化が生じます。たとえば患者は、自身の仕事や職場に関すること、家庭内での役割の変化、家族の将来や子どもの養育に関すること、入院費・生活費などの経済面のこと、入院による家庭内の人間関係の変化や破綻、財産のこと、家族の暮らしの変化などに対して不安や心配を抱くかもしれません。患者側からみた社会的な側面に関する情報とは、このような事柄に対する患者自身の反応のすべてを指しています。

「看護者側からみた社会的側面に関する情報」：対象の全体像を把握するための基礎情報が基本となります。加えて、先に述べた患者側から見た社会的側面に関する情報と同様の事柄に関する患者および家族の変化・変調・反応のすべてを観察します。観察や情報の収集は、患者、患者の家族、医師をはじめとするさまざまな医療職者、患者の友人・知人などを通じて、直接的、間接的に行います。

●「生活的側面」の情報収集

人の生活は生命が維持されてはじめて成り立つものであり、生活していくためには生計を維持する必要があり、生活はその人の生涯にわたり続けられるものです。生活をそのような概念でとらえるならば、「基本的欲求に伴う側面」「身体的側面」「社会的側面」などの事柄も生活的側面の情報に含まれることになりますが、ここでいう生活的側面からみた情報とは、その人の生活環境、生活習慣、生活様式の変化・変調・反応のすべてを含むものです。病いに罹患し、入院や療養生活を余儀なくされることにより、その人の生活環境、生活習慣、生活様式が変化したり、意識的に変えていかなければならない状況が生じます。それらに対する患者および家族の変化・変調・反応のすべてが観察の対象となり、情報となります。

生活面の変化に対する人の反応は、性別、年齢、その人の病いや障害の種類・程度、日常生活動作（ADL）のレベル、ライフスタイル、価値観、信条、趣味、好み、習俗・習慣、家庭環境、教育環境、社会環境などによっても異なり、個人差が大きいものと思われます。しかし、個人差や程度の差はあっても、今までと異なる生活を強いられることは人によっては苦痛を伴う場合もあるでしょう。

［患者側からみた生活面における情報］：入院生活、療養生活、治療・看護などの環境の変化、生活習慣や生活様式の変更を余儀なくされることに対する反応のすべてです。たとえば、入院による環境の変化を例にとれば、食事時間が決められていること、食器や食事内容が画一的であること、消灯時間・入浴日やその時間が決められていること、外出や外泊が自由にできないこと、一日中ベッド上での生活を強いられること、ベッド上で排泄しなければならないこと、決められた病衣を着用しなければならないこと、化粧ができないこと、テレビを自由に観られないこと、面会時間が決められていること、家族との接触が自由にできないこと、プライバシーの確保ができないこと、などが考えられます。これらに対する患者の反応のすべてが生活面における情報となります。

また、健康回復や維持のために生活習慣、生活様式を変えなければならないことが生じます。たとえば、食生活や食事内容を変えなければならないこと、タバコやコーヒーなどの嗜好品を制限されること、スポーツや運動を制限されること、積極的に運動をしなければならないこと、器械や器具を装着しなければならないこと、人工臓器の管理や自己処置を強いられること、などに対する反応のすべてが含まれます。生活面の情報については、以上のような事柄に対する患者の反応を、患者自身や家族、見舞い客などを通じて直接的、間接的に収集します。

［看護者側からみた生活面における情報］：患者側からみた情報と同じく、入院生活、療養生活、治療・看護などの環境の変化、生活習慣や生活様式の変更を余儀なくされる患者の反応のすべてを含みます。つまり、入院生活、治療・処置・ケアに伴って、今までとは異なる生活や状況を強いられたり、守らなければならないことに対する反応のすべてが含まれます。直接的に患者の言動を観察したり、他の医療職者、家族や見舞い客などからも間接的に情報を得ることができます。

❖看護過程の第2段階：情報の解釈・判断・推理、問題の明確化（苦の因と縁の究明）

看護過程の第2段階は、収集した情報を解釈・判断・推理し、問題を明確化する段階です。言葉を換えれば、苦の因（原因・直接原因）と縁（条件・間接原因）の究明をする段階です。一般的に、看護過程では「アセスメント」 assessment」もしくは日本語訳の「査定」という言葉が使われています。英語のアセスメントには、課税のための財産・収入などの査定の他に、価値や能力の評価・判定の意もありますが、日本語の査定は、一般に金額・等級・税額・財産などを決める場合に用いられるようです。したがって、看護過程の第2段階では、アセスメントという表現に換えて、「解釈・判断・推理」をするという言葉を使っています。これらを通じて、問題が明確化されることになります。

具体的には、看護過程の第1段階で示したような、患者側および看護者側が観察して得た情報を、科学的、系統的、専門的に解釈・判断・推理し、分析や統合の過程をたどりながら、現時点および今後の予測を含め苦や問題の原因と結果の因果関係を明らかにしていく段階です。この段階では、看護の専門家として、科学的な視点で対象の健康上の問題を判断しますが、ときには、医療者・看護者側が判断・予測する問題と、患者側が感じ受け止めている問題とが一致しない場合が生じるでしょう。何を優先的に問題を判断するのかについては、対象の病いや障害の種類・程度・段階・今後の見通し、生命の危険度、予後、価値観・信念・信仰、生死観、人生観、病いや苦の受け止め方、快・不快の程度などを考慮し、問題を明確化していくことが大切です。また、看護者は患者や家族の状況を考慮しつつ、この段階において共に看護過程に参画してもらうことも大切です。

❖看護過程の第3段階：看護目標の設定、方法の計画（理想的な状態の明確化と方法の計画）

看護過程の第3段階は、目標（看護の目標・患者の目標）および目標達成に向けての具体的な行動計画立案の段階に相当します。すなわち、対象のめざすべき理想的な健康状態を明確化し、そこに至るための方法を明らかにする段階です。対象個々人の健康的、理想的な状態を明らかにしていく際には、看護過程の第1段階で収集した情報（生老病死に伴う苦の観察）および第2段階の情報の解釈・判断・推理による問題の明確化が基本となります。目標を設定する際には、仏教の教えから見た健康観や健康生活とはどのようなものなのかを念頭に置いて考えることになるでしょう。

すでに述べてきたように、健康は人生の目的を達成するうえで大切なものですが、健康そのものが人生の目的となるものではありません。仏教看護では、「生老病死」そのものを人間の自然な生命の営みの過程としてとらえ、煩悩に振り回されることなく、自由な境地で日常生活が送れることを望ましい健康状態としています。したがって、このような健康観を前提にしつつ、個々人の価値観を尊重したうえで、看護目標を立案するのが望ましいものと考えます。

仏教看護における理想的な健康状態については、すでに第2章の「健康の概念」で取り上げてきましたが、ここでは看護過程に関連させて簡単に記しておきます。まず理想的な健康状態とは、その人が今の自分をありのままに受け入れられ、健康でありたいと願う気持ちがあり、現在のみならず将来も健康であろうとする意欲があり、それを実践できる状態であると考えます。具体的には、「健康状態を維持・増進でき、病いを予防し、早期に発見できるような行動がとれること」です。また、不健康状態が生じてしまった場合にも、医療関係者と協同して、治療・回復に向けての行動がとれれば健康的であると考えられます。

さらに根治もしくは完治できないような不健康状態が生じた場合でも、生涯、その病いをコントロールしていくことができれば健康的であると考えます。手術や事故などで身体の一部や機能を失った場合でも、その現実や事態を受け入れ、日常生活に適応しようとする行動がとれれば健康的です。あるいは病気からの回復やコントロールが難しく、どうしても死を避けられない場合には、それを自然な生命の営みの最終段階として受け入れることができれば健康的であると考えます。

看護過程の第3段階では、まずこのような大目標を前提にして、対象個々人の目標を明確にしていきます。具体的な看護の目標は、対象の置かれている現時点の状況下におけるめざすべき理想の結果や成果を明らかにしたものであり、実際には時々刻々と変化している対象の状況や状態に合わせてその目標も変わっていきます。たとえば、最終目標、中期的目標、短期的目標というように区切って立てられることになるでしょう。

次に具体的な看護の方法の立案については、対象個々人のめざすべき目標と望ましい結果に向けての個別的、具体的、実際的な行動計画を明らかにします。この段階での行動計画では、優先度が考慮されるとともに、可能なかぎり患者自身が納得し、その人の価値観や信念と矛盾しないものであることが大切です。ただし、対象の状態・状況によっては、まず生命の安全を考え、医療者側の判断で行動計画を優先しなければならないこともあり得るでしょう。一般的な優先順位の決定については、①生命の安全性を脅かす事柄、②苦痛や苦悩を伴う事柄、③回復過程や予後にかかわる事柄、④その人自身の信念や価値に関する事柄を考慮します。また、計画は、患者にとって安全であり、現実的、実際的なものでなければなりません。もちろん、行動計画自体が治療方針と一致しており、専門的な知識・経験・根拠に裏づけされたものであることも重要です。そして、何よりも大切なことは、患者自らがその過程に参画し、可能なかぎり患者の意見や要望を配慮した方法を選択していくことです。

❖看護過程の第4段階：看護方法の選択、実践（理想的な状態にいたるための看護の方法の選択と実践）

看護過程の第4段階は、理想的な健康状態にいたるための具体的な看護の方法の選択および看護実践の段階です。すなわち、第3段階で明らかにした対象個々人のめざすべき目標と望ましい結果に向けての個別的、具体的、実際的な行動計画から必要な看護方法を選択し実践する段階です。看護方法を選択する際には、時々刻々と変化している患者の状態に応じて具体的な行動計画の優先度を配慮することが求められます。

また、看護方法を選択し実践する際には、それが患者にとって安全であり、現実的、実際的なものでなければならないことはいうまでもありません。さらに、その看護行為自体が治療方針と一致しており、専門的知識・経験・根拠に裏付けられたものであることも重要です。そして、この段階においても、患者自らがその過程に参画し、可能なかぎり患者の意見や要望を尊重した方法を選び取り実施していくことが大切です。

とくに実践段階で大切なことは、患者が自身の理想とする状況に向かって積極的・意欲的に看護過程に参画し、自らその計画を受け入れようとする姿勢があるかどうかということです。看護は看護者側からの一方的なはたらきかけによって成立するものではなく、看護者―患者という関係の中で進められていくものであり、患者自らが「その気になって」看護を受け入れ、自ら参画していく姿勢が大切なのです。

また、患者の状態は時々刻々と変化しています。したがって、看護者は看護実践のあらゆる場面での情報収集を継続し、情報を追加し、評価しながら計画を拡充発展させていくことが必要です。同時に、対象の安全性、安楽性ということを念頭に置きながら実践することも大切なことです。

❖看護過程の第５段階：看護の評価（理想的な状態にいたったかどうかの確認）

看護過程の第５段階は、患者がめざすべき理想的な状態にいたったかどうかの評価の段階です。すなわち、看護目標を達成できたかどうかを評価し、達成できた事項、できなかった事項に対して、その要因を分析・検討・判断し、看護計画の内容を再査定する段階です。評価をする際に大事なことは、看護者が一方的に評価を行うのではなく、患者側（家族を含む）にも参画してもらい、対象の意向も含めて評価していくことです。

また、看護者は患者や家族の状態を観察したり、確認することによって、めざすべき目標とした状態にいたったかどうかを判定することになりますが、時には、患者自身の自己評価と看護者側の評価が異なる場合が生じるかもしれません。そのような場合は、第３段階で判断、設定された対象がめざすべき理想的な健康状態を相互に再確認し、評価が異なる原因を明らかにすることも必要になるでしょう。患者の病いの種類・程度によっても状況は異なりますが、看護過程のいずれの段階においても、対象が主体的、積極的に看護過程に参画していくことを、看護過程の基本姿勢としたいと思います。

ここでは、仏教看護の方法論の基本となる考え方、およびその考え方から導かれる看護過程の構成要素を中心に述べてきました。仏教看護の方法論としての看護過程の構成要素は、科学的看護を標榜する一般的な看護過程の構成要素と大きく矛盾するものではありません。看護過程の各段階における具体的な表現の仕方、記述の仕方などについては取り上げていませんが、いずれにしても、看護の対象や看護実践者が理解でき、具体的な行動につながるような表現方法、記載方法を工夫し用いればいいのではないかと思います。事例を用いた具体的な看護過程の方法論については、看護の各論編で取り上げたいと考えています。

繰り返しになりますが、仏教看護における看護過程では、人間の「生老病死」を自然な生命の営みの過程としてとらえたうえで、「人間とはいかなる存在なのか、いかに生きるべきか」という根本課題まででも見据えたうえで「苦」や「問題」をとらえていくことを重視したいと考えています。

引用文献

1）世界保健機関編、武田文和訳『がんの痛みからの解放とパリアティブ・ケア』（金原出版、一九九三年、四八）

2）ウァルデマール・キッペス著『スピリチュアルケア──病む人とその家族・友人および医療スタッフのための心のケア』（サンパウロ出版、二〇〇一年、七〇）

第4章

仏教看護と観察

看護を実践していくうえで、「観察」はその活動の土台となるものであり、看護実践は観察に始まり観察に終わるといっても過言ではありません。ここでは仏教看護における観察の概念について取り上げます。

1　仏教看護と観察

(1) 看護と観察

「観察」の概念を辞書で調べてみると、「事物の現象を自然の状態のまま客観的に見ること」(岩波国語辞典)、あるいは「物事をよく注意してくわしく見きわめること。認識の目的に従って、一定方針のもとに、現象がどのようであるか、どのように生起するかという事実を確かめること」(広辞苑)とあります。人は日常生活のなかで、常に周囲の事物や現象を観察していますが、目的をもって観察しているというよりも、むしろ習慣的に、あるいは漠然と見ていることが多いようです。そのような場合は、視覚を働かして、ものの存在・形・様子・内容をとらえていても、後で見たことを思い出せなかったり、人に状況を伝えようとしても伝えられないことも多いようです。単に「見ること」と「観察をすること」は異なります。したがって、日常生活のなかでも「観察」という言葉を使う場合は、目的や意図があり、確かめるという行為が含まれているものと考えます。

看護系の教科書では、観察に関することは、看護技術の基礎的要素の一つとして、また看護過程のアセスメントの方法として取り上げられることが多いようです。ナイチンゲールは『看護覚え書』の「病人の観察」の項で、「看護婦に課す授業のなかで、最も重要でまた実際の役に立つものは、何を観察するか、どのように観察するか、どのような症状が病状の改善を示し、どのような症状が悪化を示すか、どれが重要でどれが重要でないのか、どれが看護上の不注意の証拠であるか、それはどんな種類の不注意による症状であるか、を教えることである[1)]」と記しています。

この記述からも、看護における観察は、患者を把握するために欠かすことのできない行為であり、看護を実践するすべての場面において求められるものであることがわかります。また、観察は、看護の方法でもある看護過程において、患者に関する情報を得るための手段であり、具体的な看護援助を導き出し、実施した看護を評価するうえでもなくてはならないものです。観察をする際には、対象をありのままに客観的に見ること、また、目的をもって計画的、意図的、系統的、科学的に注意深く見ることが大切です。

(2) 仏教における観察の概念

❖仏教語としての観察

仏教では、「観察」をどのように概念規定しているのでしょうか。仏教語辞典で調べてみると、観察を「かんさつ」もしくは「かんざつ」と発音し、さまざまな経典にみられる概念であることがわかります。観察の意味としては、「①見つめること。見とおすこと。ながめること、②物事を心に思い浮かべて、細かに明らかに考えること。よく熟思すること。よく熟考すること。考察すること。見わけて知ること、③判断。決定、④認める、⑤よく熟考する人、⑥本性を見とおすこと、⑦直感すること[2)]」などの意味があります。これらのことからも、観察という行為には、観察する側の知識、技術、態度、資質などが重視されているようです。

また、仏教では「観察」「観」「止観」は、同じ概念をもつ言葉であることがわかります。仏教語の「観」は、「①真理を観ずること。心静かな清浄な境地で、世界のありのままを正しくながめること。法の本質を分別照見すること。見とおすこと。観念する。②すがたを見ること。現象界の知覚されたすがたをそのまま見ること。③智慧をもって観察すること。④考究すること。考察すること。智慧をもって物事の道理を観知すること。⑤細かな考え。微細な思考。細かな分別心。⑥反省。反省する。⑦気にかける[3]」などの意があります。「観ずる」は、観の動詞形であり、「①心に思い浮かべて静かに観察する。観念する」（大辞泉）などの意味です。

「止観」は、「心を練って一切の外境や乱想に動かされず、心を特定の対象にそそぐのを止といい、それによって正しい智慧を起こし、対象を観るのを観という。互いに他を成立させ、仏道を全うさせる不離の関係にある。心を静めて一つの対象に集中し、正しく観察すること。疑惑に心乱されないこと。あれこれ思いわずらわないこと」とあります[4]。

仏教語には、「観」のつく熟語も多くあります。たとえば、「観心《かんじん》」は「心を観察すること。自分の心の本性を明らかに観照すること」であり、「観照」は「智慧をもって観じ、明らかに知ること」をいいます。また「観念」は、「心を乱さないで思いをこらすこと」、「観想」は「深くおもいをこらすこと。観察し思索すること」、「観草」は「観察し思念すること[5]」です。

いずれにしても、仏教語では「観」や「観察」は、外界や事象など、あらゆる対象に向けられる概念であると同時に、自己自身に向けられる概念であることがわかります。どちらかといえば、自身を観察することの方が重視されているようにも思われます。つまり、観察という行為が成立するためには、観察する主体、客体のいずれにも、自らの精神状態やその動きを内面的に観ずる力が重視されているということです。そのような精神状態や心の状態とは、自他を問はず、観察する者の心静かな境地であり、よく熟考・熟視する態度であり、平常心であり、落ち着いた穏やかな心であり、集中する心です。

特に、看護者には、対象を観察する以前に、このような精神性や心の態度が求められているように思われます。また、他者を観察する場合には、何を、どのように観察するのかについての専門的な知識の下支えが必要であり、同時に技術が求められることはいうまでもありません。とりわけ、「止観」の概念にみられる観察の本質は、まさに看護における観察の本質に重なるようです。

❖仏教の教えにみる観察の在りよう

仏教看護の方法論を考えるうえで、その基本となる教えの一つに「八正道の教え」があります。すでに第3章でも取り上げていますが、この教えは「四諦の教え」のなかの道諦の内容を構成しているものであり、理想の状態にいたるための八つの正しい実践徳目として挙げられています。

その最初の実践徳目が「正見《しょうけん》」です。正見とは「正しいものの見方をすること。ありのままに観察すること。自分の心の真実のありのままの姿を知ること」を意味しています。仏教の教えのなかでも、方法論の最初に正見が取り上げられていることは興味深いことです。目的のための手段や方法としての行為、行動、活動などにおいては、まずは観察から始まるものと考えます。看護においても、然りです。経典『ダンマパダ[6)]』に次のような教えがあります。

「まことではないものを、まことであると見なし、まことであるものを、まことではないと見なす人々は、あやまった思いにとらわれて、ついに真実《まこと》に達しない」（一一偈）

「まことであるものを、まことであると知り、まことではないものを、まことではないと見なす人は、正しき思いにしたがって、ついに真実《まこと》に達する」(一二偈)

この教えは、観察をする側の状態、態度、資質などによって、観察の目的が達成できたりできなかったり、物事を正しく客観的に見ることができたりできなかったりするということを示唆しているように思います。つまり、正しく、客観的に観察するためには、見る側に、いつ、誰の、何を、どのような方法で観察するのかがわかっていなければならないこと、また、観察における正しさの基準を認識していなければならないということでしょう。教えのなかの「正しさ」とは、「仏の心、仏の教え」を指しています。

看護者の場合を例にとって「正しさ」について考えるならば、観察に必要な専門的知識、技術、態度が身についていなければ、対象を正しく観察することはできず、観察の目的を果たすことはできないということになります。具体的には①看護者としての観察の視点を持っていなければ、対象の本当の状況・状態・姿を観察することはできないこと、②対象をありのままに正しく観察することが大切であること、③専門家としての観察ができなければ、対象の状態を正しく判断することはできないこと、④観察を通じて対象の状態を正しく判断するためには、専門的知識や技術が必要であること、ということです。

また、経典『ウダーナヴァルガ』[7]の第二七章には、「観察」という章があります。そこには、四〇余りの言葉が記されており、「真実」を見ることの大切さが語られています。その中に、次のような言葉があります。

「他人の過失は見やすいけれども、自分の過失は見がたい。ひとは他人の過失を籾殻のように吹き散らす。しかしこの人も自分の過失は隠してしまう。――狡猾な賭博師が不利な骰子《さい》の目をかくしてしまうように」（二偈）

「他人の過失を探し求め、つねに他人を見下《みくだ》して思う人は、卑しい性質が増大する。かれは実に真理を見ることから遠く隔っている」（二偈）

（他の）「見る人は、（他の）見る人々を見、また（他の）見ない人々をも見る。（しかし）見ない人は、（他の）見る人々をも、また見ない人々をも見ない」（三六偈）

「すがたを見ることとは、すがたをさらに吟味して見ることとは異なっている。ここに両者の異なっていることが説かれる。昼と夜が異なっているようなものである。両者が合することは有り得ない」（三七偈）

これらの教えも同様に、観察をする側の資質や態度、観察に伴う専門性、倫理性、責任感等の大切さについて示唆を与えてくれます。新聞やテレビでは、毎日のように、医療事故や医療過誤のニュースが報道されています。かつて、医療者側が抗がん剤の単位を間違って投与し、患者が死に至った事例がニュースで報じられたことがありました。薬の単位を間違って処方した医師が悪いのは当然ですが、もしも薬剤師、看護師がそれぞれの職務を遂行するうえできちんと観察をしていたならば、事故は未然に防げたかもしれません。一般的には考えられない単位の薬が処方されていたならば、薬剤師は処方せんを目にした際に、看護師は与薬の準備をする際に専門的知識の下支えのもと、「おやっ」「おかしい」と気づくことでしょう。その時点で、医師に確認をしていれば医療過誤には至らなかったのではないかと思われます。

観察には、観察する側それぞれに責任感や倫理観、役割が問われるものです。また、万が一過失が生じた場合にも、他に責任を転嫁せず、自らが責任を負うことも大切なことです。

三六偈からは、さらに観察する人は、自分の領分の観察にとどまらず、他の人が観察した事柄も重視する態度が大切であることも教えられます。観察する際には、どのような視点で、どのような内容を、どのような方法で観察するかが大事ですが、一見、関係がないように思われることからも大切な情報を入手することができます。観察の対象となる事象のみならず、常にその周囲にも目を配りながら観察することが大切であるということです。

三七偈からは、観察する際には、まずは知覚されるすがたをそのまま見ることが大切であり、次には、はたしてそのとおりであるかどうかを吟味して見ることの大切さを学ぶことができます。一度観察したことを過信せず、時には再確認をしたり、別の角度から観察することも大切です。また、看護の場合、患者を観察するにあたっては、患者の言動のみならず、家族や他の医療職者との情報交換や確認も必要となるでしょう。患者の真の思い、すがたを観察するためには、一つの情報のみならず、より多くの客観的な情報が必要であり、さらにそれらを吟味することが大切です。

2　仏教看護における観察の実際

(1) 仏教看護における観察

❖観察の目的

仏教看護における観察も、一般的な看護における観察と変わるものではありません。観察は、仏教看護の目的を達成するうえでなくてはならない基本的要素です。また、対象を把握するために欠かすことのできない行為であり、仏教看護を実践するすべての場面において求められるものです。さらには、対象に関する情報を得るための手段であり、具体的な看護援助を導き出し、実施した看護を評価するうえでもなくてはならないものです。観察は、対象をありのままに客観的に見ること、目的をもって計画的、意図的、系統的、科学的に注意深く見ることが条件となります。また、観察の目的を果たすうえで、観察される対象が自らを観察することも重要なことです。

❖観察の主体と対象

仏教看護の対象はさまざまな健康状態にある人たちであり、観察の主体は看護師、保健師、助産師などです。ここでは、臨床における看護の対象・主体を中心にして考えます。仏教看護における観察は、患者とその家族、および患者とその家族を取り巻くあらゆる事象が対象となり得ます。観察の主体は、状況により、看護者、患者個人、患者の家族、患者にかかわるあらゆる職種の人たち、患者の友人・知人を含むさまざまな人々です。看護における観察という行為は、人間が行うものですが、時には器械が介在し、間接的観察を通じて情報収集をする場合があります。たとえ器械を介して観察されたものであっても、最終的には、その情報を人が観察し、確認し、判断することになります。

❖観察の方法

看護者が観察をする場合は、目的をもって計画的、意図的、系統的、科学的に行われます。このような観察を、看護の場では系統的観察、意図的系統的観察、意図的観察などといいます。また、対象をありのままにとらえる観察を自然観察、看護者が五感を通じて行う主観的な観察を直感的観察という場合もあります。

仏教看護では、対象の観察の方法を大きく三つに分けてとらえています。一つは、看護者側からみた観察であり、それには計画的、意図的、系統的に情報を収集していく観察と、対象をありのままにとらえる観察が含まれます。二つ目は、看護の対象が自らを観察する自己観察です。最後は、看護師、患者以外の人たちによる観察があります。たとえば、医師をはじめとする他の医療従事者、患者の家族、患者の付添い人、患者の友人、他の患者などによる観察のことです。

患者自身による自己観察においては、いつ、何を、どのようにして自己を観察するのか、その方法や表現の仕方についてきちんと患者に説明をすることが必要となります。説明をする際には、患者の性別、年齢、疾患の種類・程度、理解度、コミュニケーション能力などを考慮しなければなりません。また、看護者による観察は、患者が医療機関を訪れ、医療者や看護者との接触があった時から始まります。つまり、外来診療、病棟や病室で患者を受け入れた時から始められ、退院に至るまでのあらゆる場面において行われます。また、観察は、病棟、病室、処置室、検査室、洗面所などにおける実際のケア、診療・検査・処置の介助、あらゆる療養生活場面を通じて行われるものです。

（２）仏教看護における看護者側からの観察の手段

❖五感による観察

看護者側が観察を行う場合の手段としては、まず看護者の五感を通じて行う観察があります。五感とは視覚、聴覚、嗅覚、味覚、触覚のことです。看護における観察は、視覚を通じて行われる場合が多く、見てわかることには、患者の表情、様子、反応、言動、態度、行動、行為などのすべてが含まれます。全身から各部位にいたる状態の観察（視診）も視覚を通じて行われます。また、排泄物や分泌物の性状、患者を取り巻く病室環境や人間関係の様子なども視覚を通じて観察されます。さまざまな症状に対する患者の反応も、患者の顔の表情、しぐさ、言動、体位、姿勢など、視覚を通じて観察されるでしょう。

聴覚による観察には、たとえば患者や家族の訴え、患者の呻き声や息づかい、患者の声の調子、聴診器を介して聴く呼吸音・心音・腸の蠕動音（聴診）、患者を取り巻く周囲の音や騒音などのあらゆる音が考えられます。

嗅覚による観察は、たとえば排泄物や分泌物の臭い、患者の呼気から発する臭い、体臭、口臭、病室にこもる臭い、寝具や衣類の臭い、消毒液や薬液の臭い、病棟全体の臭い、トイレの臭いなど、患者および患者を取り巻くあらゆる臭いがその対象となります。

味覚を働かせて行う観察は、看護の場面では少ないように思われますが、看護者が治療食の味を認識していることは大切なことだと思います。なぜならば、そのことによって食事療法をしている患者への対応や反応の受け止め方が異なるように思われるからです。看護者自らが知覚を通じて治療食の味を知っていれば、食事療法をしている患者に対して、より同感的な態度をとることができるでしょう。また、ベッドサイドに置かれたままになっている乳製品の腐敗を疑ったり、確認することも味覚や嗅覚を働かせた観察に入ります。

触覚による観察は、観察の対象となるものに直接的に触れること（触診を含む）により行われます。一般的には、看護者の手を介して観察される場合が多く、たとえば、看護者の触覚を通じて、患者の皮膚（粘膜を含む）の熱感、冷感、湿っている、乾燥している、硬い、柔らかい、抵抗感の有無、緊張感の有無、弾力の有無、ざらざら・つるつるしているなどの性状、拍動している、腫れている、陥没している、腫瘤に触れる、伸びる、縮む、厚い、薄い、弛緩しているなどの状態について観察することができます。

また、患者の身体に直接的、間接的に挿入・注入・装着・貼付・吸引・洗浄・清拭・塗布などを行う際にも、触覚を通じて観察します。たとえば、流動食の温度、ベッド上で使用される便器の温度や乾燥状態、洗浄液の温度、氷枕の温度・状態などは、観察者の知覚を通じて観察されるものです。もちろん、洗浄液やお湯の温度などは、温度計を用いて測定される場合もあります。

また、ときには手以外の部位が観察に使われることがあるかもしれません。たとえば、浴室での入浴介助時に看護者が足の裏で感じるタイルの温度・質感・感触などによる観察は、入浴時の患者の安全や安楽につながる情報となるでしょう。看護者の五感を通じての観察は、いずれの看護場面においても行われるものです。

❖言語による観察

人間は自分の意思、感情、欲求、要求、要望、希望などを伝えるためにさまざまな媒体を使いますが、なかでも言葉はもっとも有効な手段です。言葉による観察は、看護者と患者の言語によって行われます。発声できない患者には、文字盤や筆談など、文字を用いて行います。看護者側からの言葉による観察は、患者に話題を提供したり、話し相手になったり、質問するかたちで進められるでしょう。

このような観察によって、相手の訴え、症状の種類・程度・部位・時刻・持続時間・変化、随伴症状、病いや苦痛に対する気持ち、患者の声の調子などを確認することができます。また、言葉による観察は、患者が発声できない場合、理解度が低い場合、病いの種類・程度、年齢、性格などの状況・条件により、看護者側の工夫や配慮、指導が必要となります。言葉による観察は、患者の健康状態や精神状態を判断をするうえで重要です。

❖非言語による観察

非言語による観察とは、対象の表情、動作、姿勢、反応の仕方、声の調子や抑揚、身体的接触による観察のことであり、五感を使って観察されます。非言語による観察は、意識障害がある患者、発声できない患者、聴覚障害がある患者、言語障害がある患者などの場合に有効な観察法となります。非言語による観察には、対象のありのままをとらえる場合と、質問や身体的接触によって対象の反応を観察する場合が考えられます。

最近では、言葉よりも、言語以外の要素の方がより多くの情報を伝達しているという実験結果が報告されています。竹内一郎氏は著書の中で、アメリカの心理学者アルバート・マレービアン博士が、人が他人から受け取る情報（感情や態度など）の割合について、顔の表情五五パーセント、声の質（高低）、大きさ、テンポ三八パーセント、話す言葉の内容は七パーセントであるという実験結果を紹介しています。[8] つまり、言葉以外の顔の表情や声の質による九三パーセントの情報の方が、その人の本当の気持ちを伝えているということになります。臨床現場においても、患者や家族の言葉以外の「ノンバーバル・コミュニケーション」による情報は、相手をより理解するうえで重要なものといえるでしょう。

❖器械・器具を使った検査・測定による観察

器械・器具を使った検査・測定による観察とは、たとえば、体重計、身長計、体温計、血圧計、肺活量計、心電図計、握力計、視力計、巻尺などを用いて、それぞれの値を測定して観察する方法のことです。体重、身長、血圧、肺活量、握力、視力、腹囲などのデータを通じて患者の状態やその変化を観察します。これらの観察は、看護者の視覚、聴覚によって行われます。また、モニター・テレビによる患者の状態観察、バイタルサインのモニタリングなどもこの観察法に入ります。さらに、検体検査、生体検査、心理検査などの結果も検査・測定による観察法です。

（3）仏教看護における患者自身による自己観察

❖五感による自己観察

五感による自己観察とは、患者が自らの五感をつかって、自分自身を観察する方法のことです。つまり、視覚、聴覚、嗅覚、味覚、触覚を通じて客観的に自己を観察したこと、主観的に感じたことのすべてを含みます。一般的に、患者からの情報は、主観的情報としてとらえていますが、患者自身が自分の身体を客観的に観察することも可能です。患者自らの視覚を通じての観察には、全身から各部位にいたるまで、患者自身が気づいた変化・変調のすべてを含みます。たとえば、手のひらや顔に発疹が出ていること、顔がむくんでいること、手の甲が赤く腫れていることなどに気づいたならば、それは患者自身が視覚を通じて観察した客観的な情報となります。普段と異なる自分の排泄物の異常に気づいた場合なども同様です。

聴覚による自己観察は、たとえば、他人の声が聞き取りにくい、耳鳴りがする、同室者の話し声が気になって眠れない、病室の空調の音が気になる、関節を回すとボキボキと音がするなどの自覚症状や訴えとして観察されます。聴覚を通じてとらえるあらゆる音が自己観察の対象となります。

嗅覚による自己観察は、たとえば自身の口臭や体臭、排泄物の臭い、病室にこもるさまざまな臭い、寝具や衣類の臭いなど、患者自身および患者を取り巻くあらゆる臭いが自己観察の対象となります。「食事の臭いを嗅ぐだけで、吐き気をもよおす」というような患者自身の反応も嗅覚による自己観察の内容です。

味覚を働かせて行う自己観察は、食事（食べ物や飲み物）に関するものが多いと思われます。味付けが濃い・薄い、辛い・酸っぱい・苦い・甘い、熱い・冷たい、硬い・柔らかいなどと感じる反応そのものが、食欲の減退を招いたり、食事療法の効果を下げることにつながる場合があります。患者は、治療や治療食の目的を理解したうえで、味覚による自己観察をすることが大切です。検査や治療のために口にする造影剤、薬剤などに対する反応も、味覚による自己観察に入ります。

触覚による自己観察は、患者自らが、身体に直接的に触れることにより行われます。たとえば、熱感、冷感、汗をかいているなど、看護者の触覚による観察のところで述べたのと同様な項目の観察が可能です。また、自分の身体に直接的、間接的に挿入・注入・装着・塗布・貼付・吸引・洗浄・清拭されたり、巻かれたり、当てられたり、身につけたりするものに対して、触覚を通じて自己観察をします。

例としては、ベッド上で使用される便器の温度や乾燥状態、洗浄液の温度、氷枕の温度・状態など、皮膚、粘膜、体内で知覚されるものを観察します。このような知覚による自己観察は、ケアを受ける側の安全・安楽を保障するうえで大切な観察法といえるでしょう。

❖言葉による自己観察の表現と伝達

患者自身の意思、感覚、感情、欲求、要求、要望、希望などを伝えるための有効な手段は言葉であり、自己観察した事がらや内容は患者の発する言語によって表現され、伝達されます。発声できない場合は、文字盤や筆談など、文字を用いて行われます。患者が自己観察したことは、医療職者に訴えたり、質問したり、医療職者側から質問されることに答えるかたちで伝達されるでしょう。具体的には、患者自らが観察した病状の種類、症状の程度・部位・時刻・持続時間、変化、随伴症状、病いや苦に対する気持ち、検査・処置・ケアなどに対する反応を言葉で表現します。言葉による自己観察の表現や伝達は、患者自身の病いや病状に対する認識・自覚、治療目的・目標の認識・自覚、健康や健康問題への関心、回復意欲、性別、年齢、性格などの影響を受けるものと思われます。したがって、看護者側は、患者の状況をよく把握したうえで言葉による自己観察の内容を受け止めなければなりません。いずれにしても、言葉による自己観察内容の表現や伝達は、健康上の問題の判断、健康状態の回復に向けて重要な意味をもつものです。

❖非言語による自己観察の表現と伝達

非言語による自己観察の表現や伝達は、意識的、無意識的に行われますが、患者の中には自身の感情や考えを言葉で表現することを自ら拒む人もいます。相手の質問に答えたくない、会話をしたくない、自ら言葉で訴えたくないなどの場合です。つまり、他者に対する拒否的な態度が、非言語的振る舞いとして表れることがあります。また、身体的、精神的疾患によって自己観察した感情や考えを言語で表現できない場合もあります。このような場合は、顔の表情、手振り身振り、動作、目つきなどで表現せざるを得ません。さらには、あらゆる刺激に対する反応としての非言語による表現や振る舞いです。痛みのある場合に、眉間に皺を寄せて苦渋の表情をしていたり、身体を海老のように丸めていたり、同室者の見舞い客が話す大きな声に、不快な表情をしてしまっているような場合です。このような表現や伝達は、意識的、無意識的に行われるように思います。

患者によって観察された非言語による表現や伝達は、意識的に伝達されるのが一般的であり、無意識的なものは、むしろ第三者から客観的に観察される場合の方が多いように思います。

❖器械・器具を使った検査・測定による自己観察

器械・器具を使った観察は、看護者のみならず患者自身が行う場合があります。たとえば、体重や体温は自己測定が可能であり、自宅療養をする人などは、血圧や血糖値の測定、自己導尿などによる観察が必要な場合があります。また、種々の検査結果を把握し、自己管理につなげることも必要となるでしょう。器械・器具を使った検査・測定による自己観察は、器械・器具の種類、患者の年齢、病いの種類・程度、病状、症状、理解力、判断力、性格などの条件によって、自己観察ができなかったり、観察結果を左右する場合が考えられます。したがって、患者が器械・器具を使って自己観察する場合には、看護者は患者の抱える条件によって自己観察できることとできないことを判断するとともに、必要な指導をすることが求められます。

❖内的側面の自己観察

患者による内的側面の自己観察とは、患者が自分の内的側面（精神的、霊的、宗教的、哲学的な事柄）の状態を観察することをいいます。病いを得、治療・看護を受けている患者が、自分の気持ちや心の状態を内観する観察法です。内観とは、自分自身の精神状態や心の動きを内面的に観察することです。人はだれも相手に成り代わることはできず、自分以外の他人の気持ちを相手と同じようには理解することはできません。したがって、患者による内的側面の自己観察は、患者の精神的、心理的問題を明らかにし、治療・看護の目的を達成するうえで重要な観察法となります。

患者の内的側面の状況や問題の程度は、その人の病いや病状の種類・程度、持続時間、障害の種類・程度・状況、病いの予後、成長発達段階、おかれている立場・役割、価値観・信念、信仰の有無、家族関係などの条件によって異なるものと思われます。内的側面の問題は、個人差が大きく、特にがんなどの末期の患者、予後不良の病いを抱えている患者、難病や障害を抱えて生きていかなければならない人などの場合は、内的側面の自己観察は重要となります。なぜならば、そのような状況下においては、精神的、霊的、宗教的、哲学的な側面の疑問や問題が生じやすいからです。

いずれにしても、内的側面の自己観察は、人生や生きる意味、信念や価値、生活の質の向上を考えるうえで重要な観察内容を含んでいます。看護者は、個々の患者の背景を考慮したうえで、患者やその家族にあらかじめ内的側面の自己観察の意味や内容について説明をしておくことが大切です。

（4）観察をする場・場面・時

看護における観察は、看護が実践されるあらゆる場・場面・時を通じて行われます。外来診療部、病院ロビー、受付、病棟、病室、サンルーム、食堂、面会室、面談室、トイレ、洗面所、処置室、記録室、病室の廊下・階段、エレベーター内、種々の検査室など、患者が行き来し、治療・処置・看護・検査などが行われる場所や場面が、すべて観察の場・場面となります。また、外来受診時、病棟に来訪した時、入院時、入室時、診察時、回診時、検査時、処置時、ケア実施時、消灯時、睡眠中、家族や見舞い客のある時、指導時、退院時など、患者の入院生活のあらゆる時が観察の時となります。

3 「五蘊仮和合《ごうんけわごう》」の人間観からみた観察の機序

仏教看護における観察には看護者側からみたものと、看護の対象である患者自身からみたものとがありますが、いずれの看護場面においても、看護の主体も対象も、それぞれの感覚器官である五感とそれを感受する意（心）の相互作用において観察を行うことになります。

看護の対象が体験し、感受している病い、不健康感、治療や看護などに対する反応は個々に異なり、さまざまな形で表現されるでしょう。看護者は、対象の反応や表現を五感と意（心）で感受し、得られた事実を情報化しながら、科学的・専門的知識、技術を通じて患者の抱える問題を明らかにし、その問題を解決するために必要な看護を判断・具体化し、それを行動に移します。このような過程において、観察という行為がどのような機序で行われるのかについて、「五蘊仮和合」の人間観を基本に据えて考えてみたいと思います。

（1） 五蘊仮和合の教えからみた観察の機序

❖五蘊仮和合の人間観からみた観察

仏教看護では、対象を観察する際に「五蘊仮和合」の人間観を重視しています。五蘊仮和合の人間観については、すでに第2章で取り上げていますが、観察に関連すると思われる部分を再度取り上げておきます。人間存在は、五蘊の構成要素である「色蘊」「受蘊」「想蘊」「行蘊」「識蘊」によって成り立っているとされています。五蘊とは人間の心身の全体をさしており、色蘊は人間の物質的要素、肉体を意味します。そして「受蘊」は感受作用、「想蘊」は表象作用、「行蘊」は意志作用、「識蘊」は認識作用をさし、この四つは人間の精神的作用や行為を表すものです。

この五蘊仮和合としての人間は、「六根」に支配されて生きています。六根の「根」とは、機能・能力を意味し、ある作用を起こす力をもったものです。具体的には感覚を起こさせる感覚器官をさし、「眼」「耳」「鼻」「舌」「身」「意」の六種の根をさしています。「眼根」は視覚能力もしくは視覚器官のことであり、同様に「耳根」は聴覚、「鼻根」は嗅覚、「舌根」は味覚、「身根」は触覚についての能力ないし器官のことです。意は思量する働き、心の考える方面を表すものですが、「意根」は知覚能力を意味するものです。人はこの六根を通じて観察を行っていると考えられます。

では、六根を通じて何を観察するのか。仏教では、この六つの器官には、それに対応する色・声・香・味・触・法の六種の対象（六境）があるとされています。「境」は認識の対象または対象領域の意であり、六境はそれぞれ眼・耳・鼻・舌・身・意の六種の感覚ないし知覚器官に対応します。「色境」は眼根によって見られる色彩と形象を、「声境」は耳根によって聞き取られるあらゆる音声を、「香境」は鼻根によって感じとられるあらゆる匂い・臭い・香りのことを意味しています。そして、「味境」は舌根によって感じとられる食べ物や飲料、その他の味を、「触境」は身根によって感じとられる堅さ・柔らかさ・熱さ・冷たさ・重さ・質感などを、「法境」は意根によって知覚される概念を含むすべての存在を意味しています。このように、人は六根を通じて六境を観察しているのです。

そして、「六根」と「六境」によって、分別や判断などの認識作用、またはそれを行う認識主体としての心である「六識」が起こるといわれています。六識とは眼・耳・鼻・舌・身・意の六種の識のことであり、また、根・境・識の和合によって認識がなされるとされることもあると記されています。[9)]

❖六根・六境・六識による観察の実際

五蘊仮和合の人間観を基本に据えた六根・六境・六識による観察の実際について、例を挙げて考えてみましょう。たとえば、桜の満開の時期に、人が公園にお花見に行ったとしましょう。その人の視覚能力もしくは視覚器官である「眼根」は、「色境」としての眼前に広がる満開の桜の花の色彩と形象を感受します。桜の花はほとんど開花し、花の色は淡紅色もしくは白色であることを認識します。これが「眼識」に相当します。

そのとき、桜の花の香りを感じとれば、嗅覚についての能力・器官である「鼻根」が、「香境」としての桜の花の香りを嗅ぎ、その香りが桜の香りであることを認識することになります。これが「鼻識」です。また、はらはらと舞い散る桜の花びらを手に受けたとき、手に触れている花びらの感触は「身根」としての触覚が、花びらという「触境」によって、薄く、軽い、小さな桜の花びらの感触を認識したことになるのです。この感覚が「身識」です。桜の種類がソメイヨシノであることに気づいたり、散る桜の様子を眺めて、「人生も桜の花と同様にはかないものである」とか「一人で花見をすることは寂しいものである」と感じたならば、それは「意根」によって知覚される思いとしての「意識」ということになります。

このように人間の感覚器官である「六根」は、その対象となる「六境」を縁として対象を認識（六識）したり、見解が生じるのです。つまり人間は、これらの感覚器官を通じて見たり、聞いたり、嗅いだり、味わったり、触れたりしながら、それらに対して快・不快、好き・嫌い、喜び・悲しみ、苦・楽、美・醜などを感受し、反応しながら生き、生活している存在であると考えることができます。

自他を問わず、人が観察をするということは、眼・耳・鼻・舌・身・意の感覚や知覚作用でとらえられたあらゆる事象・現象・変化・変調・反応のすべてを観察することを意味しています。そしてありのままに観察されたこと、計画的、意図的、系統的、専門的、科学的に観察された情報から、看護の科学的、専門的知識・技術、仏教看護に対する認識を通じて看護上の問題や看護の必要性が判断され、実行に移されることになるのです。

(2) 観察と快・不快の概念

「生老病死」に対する人間の反応はさまざまです。「老いていく」という現実に堪えがたい「苦」を感じる人もあれば、さほど「苦」とは感じない人もいます。生老病死のみならずあらゆる事象や刺激に対する人の受け止め方や反応は異なります。しかし感受作用としての「快・不快」の感覚は、人間に共通する概念であると考えられます。特に「生老病死」という命の営みの過程において、人は多かれ少なかれさまざまな快・不快の感情を経験します。

「快」「不快」とはどのような概念なのでしょうか。「快」という漢字には「こころよい。心にかない、喜ばしいこと」の意があり、「不快」には「心地よくないこと。不愉快なこと」などの意があります。人間は、六根の一つである「意」と他の五根、つまり「視覚」「聴覚」「嗅覚」「味覚」「触覚」などの感覚器官を通じて外界や人と相互に関係し合い、作用し合い、反応し合いながら、生命活動を行い、日常生活を営んでいます。そして、その生命活動や日常生活の営みのなかで、快・不快の感覚を感受しているといえるでしょう。

たとえば、美味しい食べ物を口にすること、お風呂に入り身体を清潔にすること、好きな映画を鑑賞すること、仕事の成果が認められること、生活が豊かになること、学業成績が上がること、恋人と食事を共にすることなどに伴う感情は、一般的には快なる感覚に入ると思われます。また、頭痛や胃痛などの痛みがあること、食が進まないこと、眠れないこと、病気のためにお風呂に入れないこと、仕事で失敗すること、家庭の経済状態が破綻すること、学業成績が下がり親に叱られること、工事の騒音でいらいらすることなどに伴う感情は、人に不快なる感覚をもたらすものと考えられます。

人が生命を維持し、日常生活を送るなかで体験することは、それが身体的、精神的、社会的、スピリチュアルな側面のいずれであっても、また、どのような種類・程度の体験であったとしても、さまざまな感情をその人にもたらします。そして、それらの感情は、程度の差はあったとしても、快か不快の感覚作用として感受されることでしょう。もちろん、日常生活の中では、一々これは「快である」とか「不快である」というように自覚したり、認識しながら生活しているわけではないように思います。あるいは快でもなく、不快でもないという感覚もあるように思われます。このような感覚の方が、むしろ日常的で、自然で、一般的なのかもしれません。

しかし、病いを得て入院生活や療養生活を送る人やその家族は、さまざまな場面、状況、状態において、この快・不快の感情を、普段よりも多く感受することになるでしょう。人が五感と意（心）でさまざまな事象や刺激を感受し、反応する際には、その種類・内容・程度にかかわらず、快なる感覚、不快なる感覚を経験するということです。そして、看護場面における観察においては、対象の快・不快の反応は、看護上の問題を判断し、実施した看護を評価するうえで、とても重要な情報となるものです。

（3）仏教の教えにみる快・不快の概念

仏教の経典の中にも、快、不快に関する記述があります。たとえば、経典『スッタニパータ』[10]には、次のような教えが記されています。

「世の中で〈快〉〈不快〉と称するものに依って、欲望が起る。諸々の物質的存在には生起と消滅とのあることを見て、世の中の人は（外的な事物にとらわれた）断定を下す。」（八六七偈）

「怒りと虚言と疑惑、――これらのことがらも、（快と不快との）二つがあるときに現われる。疑惑ある人は知識の道に学べ。〈道の人〉は、知って、諸々のことがらを説いたのである。」（八六八偈）

「快と不快とは何にもとづいて起るのですか？　また何がないときにこれらのものが現われないのですか？　また生起と消滅ということの意義と、それの起るもととなっているものを、われに語ってください。」（八六九偈）

「快と不快とは、感官による接触にもとづいて起る。感官による接触が存在しないときには、これらのものも起らない。生起と消滅ということの意義と、それの起るもととなっているもの（感官による接触）を、われは汝に告げる。」（八七〇偈）

「世の中で感官による接触は何にもとづいて起るのですか？　また所有欲は何から起るのですか？　何ものが存在しないときに、〈わがもの〉という我執が存在しないのですか？　何ものが消滅したときに、感官による接触がはたらかないのですか？」（八七一偈）

「名称と形態とに依って感官による接触が起る。諸々の所有欲は欲求を縁として起る。欲求がないときには、〈わがもの〉という我執も存在しない。形態が消滅したときには〈感官による接触〉ははたらかない。」（八七二偈）

教えに出てくる「感官」とは、感覚器官やその作用を意味しています。快や不快の感覚は、感覚器官を介して起こるものであることがわかります。つまり、眼・耳・鼻・舌・身・意の六種の「根」とそれに対応する色・声・香・味・触・法の六種の対象としての「境」の接触によって、六種の認識作用である「六識」が生じ、その際「快」「不快」の感覚が起きることがわかります。人間は、この世に生を受けてから死に至るまで、一時もとどまることなく感官による接触が続きます。もちろん母親の胎内にいる胎児も然りです。

人が眠っている時でさえも、五感はあらゆる事象と接触しています。布団に身体を横たえ休んでいても、音・温度・臭い・照明・振動・煙などの刺激に接触すれば目を覚ますことがあるでしょう。また、寝心地の悪いマットレスや使い慣れない枕によって安眠を妨げられることもあります。したがって、感官による接触が存在しなくなる状態とは、あらゆる刺激を感受しなくなったときであり、また反応しなくなったときであるといえるでしょう。つまり、それは人の死を意味するものです。

したがって、看護者は対象のさまざまな健康上の「苦」や「問題」を判断する際に、対象の六根が感受しているあらゆる事象に対する反応が「快」なる反応を示しているのか、「不快」なる反応を示しているのかを観察する必要があります。それらの観察事項は、対象の苦や問題を判断するうえで重要な情報となるからです。

たとえば、塩分制限のある食事療法をしている患者は、その食事に対して「美味しくない」「塩気がなく物足りない」「治療食を続けることは辛い」「もう少し塩気のあるものを食べたい」などと感じているかもしれません。これらの感覚は、不快な感覚に入るでしょう。この場合は、舌で味覚が起こり、さまざまな味感覚が味細胞で感受され、神経を介して味覚中枢に伝わり、その人にとって不快の反応が起きているわけです。

また、手術後の患者は、「傷口が痛くてたまらない」「このような痛みが続くのは堪えがたい」「痛みのためにじっとしていられない」「痛みのために眠れない」「痛みのために身体を動かせない」などの不快を感じているかもしれません。このような場合は、手術によって組織を損傷するような刺激が加わり、その信号が神経線維を通り中継場所である脊髄に達し、そこで入れ替え作業が行われ、さらに上の脳に達して痛みとして感じているのです。大抵の人は、その痛みを不快な感覚として体験し、それに反応します。

ところが、人は同じような状況下、条件下に置かれていても、刺激に対する快・不快の感じ方や反応が異なる場合があります。食事療法をしている患者であっても、病気の回復のためには治療食は必要なものであると自覚・認識し、むしろ前向きに塩分制限のある治療食を受け入れ、さほど苦（不快）には感じない人もいるかもしれません。また、手術後の創部の痛みに対しても、人によって痛みを感ずる閾値が異なる場合があります。あるいは、痛みを感ずる閾値は同じであっても、痛みに耐えることには個人差があります。したがって、痛みという刺激に対しても、不快に対する反応が異なる場合が考えられます。

たとえば、手術の前に、手術の必要性や術後の痛みの経過・予防的処置について説明を受け、医療者に対して信頼を寄せている患者は、不安要素が少なくなることによって痛みに対する閾値が高くなり、痛み（不快）の訴えが少ないかもしれません。逆に、手術や術後の痛みに対する不安感が強く、医療者に対して不信感を抱いている患者の場合には、痛みに対する閾値が低くなり、痛み（不快）の訴えが多くなることもあるでしょう。

このようにさまざまな条件、状況によっても、人の「快・不快」の反応は異なるため、次のような点に注意して観察や情報収集を行うことが大切だと思います。

①　観察や情報収集をする際には、観察者の主観や私情をいれずに、個々の対象が五感で感受している感覚に伴う快・不快の反応を、ありのままに感受する。

②　同じ接触や刺激に対しても、個々の快・不快に対する反応の仕方は、性別・年齢・身体的状況・性格・環境・心理傾向・人間関係などさまざまな状況・条件によって異なることを念頭に置いて観察する。

③　表現される快・不快の反応をありのままに観察するとともに、さらに吟味して、その反応の奥にある真の思いに関心を払い観察する。

④　快・不快の反応は、時々刻々と変化するものであることを前提として観察する。

⑤　対象の快・不快の反応については、対象自らその反応に伴う表現をコントロールすることが可能であることを念頭に置いて観察する。

引用文献
1）フローレンス・ナイチンゲール著、湯槇ます他訳『看護覚え書　改定第6版』（現代社、二〇〇三年、一七八）
2）中村元『広説佛教語大辞典上巻』（東京書籍、二〇〇一年、二三三）
3）同右、二二七
4）中村元『広説佛教語大辞典中巻』（東京書籍、二〇〇一年、六二五）
5）同右、二三六〜二四二
6）中村元訳『ブッダの真理のことば　感興のことば』（岩波文庫、一九九一年）
7）同右
8）竹内一郎『人は見た目が9割』（新潮新書、二〇〇六年、一八）
9）中村元他編『岩波仏教辞典』（岩波書店、一九九二年、八四六）
10）中村元訳『ブッダのことば―スッタニパータ』（岩波文庫、一九九四年、一九一〜一九二）

第5章

仏教看護における人間関係

看護の対象も主体も人間であり、看護はその関係性のなかで進められていきます。看護は人間関係の過程そのものであるといっても過言ではないでしょう。当然、両者の人間関係の在りようが、看護を方向づけ、看護の質や結果を左右するものと考えられます。ここでは、仏教看護における人間関係について取り上げます。

1 人間関係の基本となる教えと考え方

第1章にて、仏教看護における人間観については取り上げてきました。ここでは、その人間観を基としながら、あらためて仏教の教えを通じて、人間関係の基本となる事柄について考えます。

❖人間はみな平等である

人間関係の基本となる考え方の一つとして、「人間はみな平等である」ということを前提としたいと思います。経典の中に次のような教えがあります。

「世の中で名とし姓として付けられているものは、名称にすぎない。〔人の生まれた〕その時その時に付けられて、約束の取り決めによってかりに設けられて伝えられているのである」（中村元訳『ブッダのことば―スッタニパータ』岩波文庫、一九九四年）（六四八偈）

「身を稟《う》けた生きものの間ではそれぞれ区別があるが、人間のあいだではこの区別は存在しない。人間のあいだで区別表示が説かれるのは、ただ名称によるのみ」（同右、六一一偈）

「生れによって賤しい人となるのではない。生れによってバラモンとなるのでもない。行為によって賤しい人ともなり、行為によってバラモンともなる」（同右、一四二偈）

「この人間世界は苦しみに満ちている。生も苦しみであり、老いも病も死もみな苦しみである。怨《うら》みあるものと会わなければならないことも、愛するものと別れなければならないことも、また求めても得られないことも苦しみである。まことに、執着《しゅうじゃく》を離れない人生はすべて苦しみである。これを苦しみの真理（苦諦《くたい》）という」（仏教伝道協会『和英対照仏教聖典』二〇〇〇年、七五頁）

「人びとの苦しみには原因があり、人びとのさとりには道があるように、すべてのものは、みな縁（条件）によって生まれ、縁によって滅びる」（同右、八一頁）

「この身は父母を縁として生まれ、食物によって維持され、また、この心も経験と知識とによって育ったものである。だから、この身も、この心も、縁によって成り立ち、縁によって変わるといわなければならない」（同右）

これらの教えからもわかるように、仏教看護を実践していくうえでの人間関係の基となるものは「人間はみな平等である」ということです。つまり、看護される者、看護する者はともに人間であり、人間の名の下に平等であるという自覚が必要ではないかと思います。この至極当然なことをわれわれは意外と忘れがちになるようです。

引用した教えには、私たちの人間社会では、世間における呼び名として各人に名や姓がつけられているが、これは仮の名称で呼んでいるにすぎないとあります。また、「身を稟《う》けた生きものの間ではそれぞれ区別はあるが、人間のあいだではこの区別は存在しない。人間のあいだで区別表示が説かれるのは、ただ名称によるのみ」とあるように、人間のあいだでは、ただ名称によって区別があるかのようにいわれているだけと記されています。

ここでいう区別表示や名称とは、名と姓の名称のみならず、あらゆる事象についての概念であり、その概念の呼び名であると解釈したいと思います。たとえば、人の年齢、性別、職業、環境、家族構成、学歴など、ありとあらゆる事象をあらわす名称のことです。患者、家族、医療者間の人間関係において、それぞれがこのことを自覚していることは大切なことです。

看護師は一般的に「看護師様」と呼ばれることはありませんが、医師に対してはよく「お医者様」というように敬語が使われます。最近では、「患者様」という言い方をする医療者が多くなりました。このような表現があること自体、それぞれの立場における区別ではなく、そこには差別があり何らかの思惑があるということです。つまり、人間関係において、その立場を区別表示するならば「お医者さん」「看護師さん」「患者さん」という呼び方の方が平等であり、自然なのではないでしょうか。

人間の平等性の自覚において、次に大切にしたい考え方は、先に引用した『仏教聖典』の教えにみられるように、医療・看護の対象も主体も、共に四苦八苦の状況下に置かれているという平等性です。最初の四苦は「生老病死」のことであり、老病の在りようには個々人において若干の違いがあったとしても、人はだれしもこれらから免れることはできません。後者の八苦は、前者の四苦に「怨憎会苦《おんぞうえく》」（怨みあるものと会わなければならない苦しみ）、「愛別離苦《あいべつりく》」（愛するものと別れなければならない苦しみ）、「求不得苦《ぐふとっく》」（求めても得られない苦しみ）、「五蘊盛苦《ごうんじょうく》」（執着を離れない人生の苦しみ）の四つの苦しみを加えたものです。看護する者、される者のいずれもが平等にこれらの苦しみを負って生き、生活している存在であり、そのような立場にある者同士の人間関係であるということです。

さらには、置かれている立場が逆転する可能性のある存在としての平等性です。つまり、「この身も、この心も、縁によって成り立ち、縁によって変わるといわなければならない」とあるように、看護者もいつ患者の立場に置かれるかもしれない存在です。看護者も縁によって患者の立場を経験したり、患者も元気になれば家族を看病する立場に置かれることがあります。仏教看護における人間関係は、このような平等性を基とした関係です。

❖人間関係は独自な人間同士の関係性の中で成立する

仏教語で「人間」という場合、人びとの間、人びとの住んでいる所、人びととのつき合いを意味しており、本来、人間という場合、単数の「ひと」を指す言葉ではないことがわかります。第2章で『仏教聖典』にみる環境の概念について取り上げましたが、聖典には百五十を祐に越えるほどの環境に関連する言葉が出てきます。人間関係が生じる場やその在りようも、環境に応じて実にさまざまであると考えられます。たとえば、社会、家庭、職場、学校、親戚、夫婦間、親子間、友人間、師弟間などにおいて、さまざまな人間関係が成立しているということです。言葉を換えれば、人間は人と人との関係性の中においてのみ存在することが可能であり、人間関係なくして生存することは不可能に近いと言ってもいいでしょう。すでに、何度も引用していますが、経典（『和英対照仏教聖典』）に次のような教えがあります。

「網の目が、互いにつながりあって網を作っているように、すべてのものは、つながりあってできている。一つの網の目が、それだけで網の目であると考えるならば、大きな誤りである。網の目は、ほかの網の目とかかわりあって、一つの網の目といわれる。網の目は、それぞれ、ほかの網の目が成りたつために、役立っている」（八三頁）

この教えの「すべてのもの」に、人間を重ねて考えるならば、人間は一人では生きていくことはできない存在であり、人間関係は人と人との関係性のなかで成立していることがわかります。

臨床看護における人間関係とは、基本的にはそれぞれに独自な人間対人間の関係です。あえて区別表示をした名称でいうならば、看護者―患者、看護者―患者の家族、患者―患者の家族、医師―患者、医師―患者の家族、患者―患者、看護者―医師、看護者―コメディカルスタッフ、医師―コメディカルスタッフ、患者・患者の家族―コメディカルスタッフ、患者―患者の見舞い客、患者の家族―患者の見舞い客、看護者・医師・コメディカルスタッフ―患者の見舞い客などの間で生じるあらゆる人間関係を意味しています。

そして、このような人間関係は、医療・看護の目的を達成する手段そのものであり、過程そのものであると考えられます。したがって、医療や臨床看護の場における人間関係は、医療や看護を提供する側と受ける側との出会いの瞬間から始まり、連続している関係です。時には患者が退院した後までも続く場合があります。

個々人の立場で考えるならば、医療や看護の場における人間関係は、その状況において個々に異なります。多くの場合、入院患者とその家族、医療者側のスタッフが互いに接触し、かかわる人間関係は限られてくるでしょう。たとえば、個々の患者にとっては主治医、受け持ち看護師、病棟スタッフ、同室の入院患者というようにそれぞれに限定された人間関係が成立しています。しかし、いずれの場合においても、それぞれが独自な人間同士の関係であるということには変わりはありません。役割、立場、置かれている状況がどうであれ、独自な人間同士のかかわりであるということを心しておきたいと思います。

❖人間関係はつねに変化する

経典（『和英対照仏教聖典』）に次のような教えがあります。

「花は咲く縁が集まって咲き、葉は散る縁が集まって散る。ひとり咲き、ひとり散るのではない。縁によって咲き、縁によって散るのであるから、どんなものも、みなうつり変わる。ひとりで存在するものも、常にとどまるものはない。すべてのものが、縁によって生じ、縁によって滅びるのは永遠不変の道理である。だから、うつり変わり、常にとどまらないということは、天地の間に動くことのないまことの道理であり、これだけは永久に変わらない」（八三頁）

この教えの中の「花」と「葉」を人間関係に置き換えてみるならば、人間関係は常に縁によって成立し、なくなり、壊れ、変化するものであり、一時も止まらない関係であるということを学ぶことができます。ここでいう「縁」とは、原因一般のことであり、あらゆる条件のことです。

つまり、人間関係の在りようは、個々人が有するそのような縁によって、新しい人間関係が成立したり、壊れたり、その関係が好くなったり、悪くなったりしているということです。また、それらの縁を介して生じる人間関係は、常にその人の五感を通じて感じ取られ、判断し、反応する中で起きています。

たとえば、看護師の患者に対する言葉掛けの在りようが、患者に回復意欲を起こさせたり、逆に、患者の心を閉ざしてしまうことがあります。あるいは、看護師の専門的知識に裏づけされたケアや処置が、患者に安心感を与え、患者と看護師の信頼関係を深める場合もあるでしょう。このように、さまざまな縁が良きにつけ、悪しきにつけその両者の人間関係に影響を与えます。

つまり、よい人間関係にも、悪い人間関係にもそれを引き起こしている縁が介在しています。もしも望ましくない人間関係が生じたならば、その縁を明らかにすることにより、よい人間関係に変化させることができるということです。臨床看護における人間関係も、その縁によってよくも悪くもなり、また、一時も止まらずに常に変化しているものであることを念頭に置いて看護を実践することが大切です。そうすれば、患者やその家族との間に望ましくない人間関係が生じたとしても、その縁を明らかにすることによって、よい関係へと転換できることでしょう。

❖人間関係の好し悪しを左右するのは心である

人間関係の好し悪しを左右しているのは心です。仏教には、心に対応する多くの語がありますが、一般に、心・意・識は同義異名といわれます。経典(『和英対照仏教聖典』)に、心について次のような記述があります。

「心はたくみな絵師のように、さまざまな世界を描き出す。この世の中で心のはたらきによって作り出されないものは何一つない」(九九頁)

「このように、この世界は心に導かれ、心に引きずられ、心の支配を受けている。迷いの心によって、悩みに満ちた世間が現れる。すべてのものは、みな心を先とし、心を主《あるじ》とし、心から成っている」(二〇一頁)

「人の心の変化には限りがなく、そのはたらきにも限りがない」(九七頁)

「この心は常に恐れ悲しみ悩んでいる。すでに起こったことを恐れ、まだ起こらないことをも恐れている。なぜなら、この心の中に無明《むみょう》と病的な愛着とがあるからである。この貪《むさぼ》りの心から迷いの

世界が生まれ、迷いの世界のさまざまな因縁も、要約すれば、みな心そのものの中にある」（九九頁）

このような心の性質からもわかるように、心のはたらきがさまざまな人間関係を生み出しているようです。心の在りようによって、人間関係は変化し、よくも悪くもなることがわかります。悩みに満ちた人間関係も心次第で好転すると考えてもいいでしょう。また、心はまだ生じていない人間関係のことを恐れ、心配し、苦しみを作ることもあるようです。

ところで、個々人の心によって、物事の受け止め方、感じ方、反応の仕方が異なります。五感で感じ取っているあらゆる刺激に対する快・不快の感じ方が異なるのです。つまり、生きていくうえでの価値観、信念、信条、ライフスタイル、好き嫌い、性格、背景、環境、役割・立場などが個々に異なるため、心での感じ方も違ってくるのです。したがって、Aさんの心には、心地よかったりすることが、Bさんにとっては不快であったり、居心地が悪いこともあります。

また、人間は誰も相手には成り代わることができず、相手の心を、相手と同じようにはわかり得ない存在です。このような存在としての人間が相互に人間関係を築いています。したがって、よりよい人間関係を形成すること自体、大変難しいことなのかもしれません。そうであればこそ、お互いに相手に対して限りない関心を払い合い、わかろうと努力しつつ、人間関係を築いていこうとすることが大切だと思います。

2 人間関係と看護者に求められる資質・態度

臨床において看護を実践していくうえで、看護する者、看護される者の人間関係の在りようが、看護を方向づけ、看護の質を左右し、看護の目的を達成するうえでの重要な鍵となると述べました。ここでは、仏教看護を実践していくうえで、患者や家族との望ましい人間関係を築くために看護者に求められる資質や態度について考えます。

(1) 看護者に求められる資質としての知識・技術・態度

❖専門的知識と技術は人間関係の基本

専門的知識やその知識に裏打ちされた技術は、患者に対して安全で、安楽な看護を提供するうえで必要欠くべからざるものであり、それは患者と看護者がより良い人間関係を築くうえでの基となるものです。それが保障されなければ、患者は看護者を信頼することはできないでしょう。当然、信頼関係が築けなければ、よい人間関係は成立しないということになります。したがって、臨床看護の場において、患者と看護者をはじめとするさまざまな人間関係を築いていくうえで、看護者が専門的知識と技術を身につけていることはその前提となるものです。

医療現場ではさまざまな医療過誤や医療事故が起きています。これらの用語は、起こってしまった結果を表現するものですが、医療者側の専門的知識不足や未熟な技術が原因でそのような結果を招いているものも少なくありません。その事故や過誤を通じて患者側が医療者側の人間を告訴し、裁判沙汰になることもあります。このような場合は、まさに両者間の人間関係が修復不可能なまでにこじれた状況であるといえるでしょう。

医療事故などにおいては、医療従事者側に非がなくても起きる場合がありますが、看護者を含む医療従事者側を軸足にして考えるならば、専門家としての知識と技術を身につけていることは、望ましい人間関係を成立させるうえでの必要かつ十分条件であることがわかります。

また、未熟な技術は患者に苦痛を与えます。看護者の未熟な技術が原因で生じるケアや処置の際の身体的な苦痛は、患者にその看護者を敬遠したいという気持ちにさせるでしょう。そして、その思いは意識的、無意識的に患者の言動に表れ、次第に両者間の信頼関係を失わせ、ひいては人間関係にも影響をあたえるものです。このようなことからも、よい人間関係を形成するうえで、看護者が看護の専門的知識や技術を身につけていることは大事なことです。

❖人の性質や行動の特徴を知る努力

自分自身の性質や行動特性さえも正確には把握できない人間が、他者の性質を見きわめるなどということはきわめて難しいことです。しかし、心理学や行動心理学などの知識や技術が、よりよい人間関係を築くうえで役立つ場合があります。たとえば、ある患者や看護師が、常に相手を困らせるような行動をとったり、人間関係をこじらせることがあるとするならば、そこには必ずそのような結果を招いている原因があるはずです。そのような人には、必ずといっていいほど、人間関係をこじらせる癖があるといわれています。かつて、そのような人間関係の中に起こる悪循環を分析し、その成り立ちやからくり、そこから脱却してよりよい人間関係を営む方法などについて、ナースのための交流分析の手法を通じて学んだことがあります[1)]。つまり、それらの知識や技術を身につけることによって、よりよい人間関係を築く方法を具体的に探ることができるのです。

ダニエル・ゴールマン氏[2]は、ＥＱすなわち「こころの知能指数」を見直そうという提案をしました。著書の中では、情動について科学的に解明された事実を紹介し、最終的には、情と知の統合とはどういうことか、どうすればそれが可能になるかなどについて書いています。また、ＥＱの高い研究者の方がＩＱの高い研究者よりも優れた業績をあげ、同僚たちとの良好な人間関係を築いていることも紹介しています。あるいは、内山喜久雄氏[3]は、ＥＱに関する著書の中で、対人関係に悩む人にとって、解決の重要なカギとなるＥＱの科学的な獲得法について、具体例に即して解説しています。このような知識・技術を身につけることも、よい人間関係を築くうえでの参考になるかもしれません。

鈴木秀子氏[4]は、著書にてエニアグラムという概念について紹介しています。エニアグラムは、二千年前に中近東のアフガニスタン地方で誕生し、その後、イスラム社会に受け継がれ、スーフィー教の指導者が人を活かす知恵として使っていたそうです。人を生かす力には九種類あり、九つの人間の性格が示されています。エニアグラムは、こうした人間間の根源的な違いを知り、それを大切にすることを教えてくれます。

独自の精神科学に基づいて、教育、医学、農業、建築、社会論などの分野で業績を残しているルドルフ・シュタイナーは、人間の構成要素と気質についての持論を著わしました。彼は、人間を「物質体（肉体）」「エーテル体（生命体）」「アストラル体（感受体）」「自我」の四つの構成要素からなるものと認識し、その中の一つが他の構成要素を支配し、色合いを与えることによって「胆汁質」「多血質」「粘液質」「憂鬱質」の四つの気質の人間に分類できるとしています。古代ギリシャ以来、人間はこの四つのタイプに分類されてきましたが、シュタイナーは、怒りっぽい胆汁質、気が変わりやすい多血質、ゆっくりした粘液質、陰気な憂鬱質のそれぞれの特徴と対処法について述べています。[5]

人間の性質や性格、気質、行動特性などを、このようにさまざまな特徴ある型や枠に当てはめてとらえること自体、問題があるかもしれません。しかし、人間関係において何らかの問題が生じた場合、これらに関する知識や技術を身につけていることによって、役立つ場合もあるでしょう。あくまで、より望ましい人間関係を育むうえでの参考とするために、人間の気質や人間関係に関する知識・技術を身につけておくことも大切ではないかと思います。

❖仏教の教えに学ぶ人の性質

経典の中にも、人の性質に関する興味深い記述があります。[6] 経典の中では、「人の性質は、ちょうど入口のわからない藪《やぶ》のようにわかりにくい」ということを前提として、このわかりにくい性質を次の四種類に区分しています。

一つには、自ら苦しむ人で、間違った教えを受けて苦行する

二つには、他人を苦しめる人で、殺したり盗んだり、そのほかさまざまなむごい仕業《しわざ》をする

三つには、自ら苦しむとともに他人をも苦しめる人である

四つには、自らも苦しまず、また他人をも苦しめない人で、欲を離れて安らかに生き、仏の教えを守って、殺すことなく盗むことなく、清らかな行いをする人

さらにこの世には三種の人があるとしています。それは岩に刻んだ文字のような人と砂に書いた文字のような人と、水に書いた文字のような人のことです。岩に刻んだ文字のような人とは、しばしば腹を立てて、その怒りを長く続け、怒りが、刻みこんだ文字のように消えることのない人です。砂に書いた文字のような人とは、しばしば腹を立てるが、その怒りが、砂に書いた文字のように、すみやかに消え去る人を指しています。そして水に書いた文字のような人とは、水の上に文字を書いても、流れて形に

ならないように、他人の悪口や不快なことばを聞いても、少しも心に跡を留《と》めることもなく、温和な気の満ちている人のことをいうとあります。

この教えからは、物事に対する人の反応は個々に異なること、よって、同じ状況下においてもそれぞれに人間関係の在りようも違ってくるということを学ぶことができます。たとえば、ある患者の昼食時の配膳が遅れた場合、看護者が「ごめんなさい、遅くなって」と言って食事のトレイをオーバーテーブルに置いたとき、「どうして自分のだけ遅いんだ」と怒りを顕にする患者もいれば、「いいですよ、ありがとう」と言って受け取る患者もいます。どちらの患者の性質が良くてどちらの患者の性質が悪いかということではなく、個々に性質が異なるため、そのことがその後の人間関係にも影響する場合があるということです。

また、このほかにも三種類の人があり、第一の人は、その性質がわかりやすく、心高ぶり、かるはずみであって、常に落ち着きのない人。第二の人は、その性質がわかりにくく、静かにへりくだって、ものごとに注意深く、欲を忍ぶ人。そして、第三の人は、その性質がまったくわかりにくく、自分の煩悩《ぼんのう》を滅ぼし尽くした人であると記されています。

たとえば、第一の性質を具えた患者は、同室者の言動に対して不快を感じるようなことがあれば、その時の思いや感情を容易に口にしたり、態度に表すかもしれません。そしてそのことが、同室者との人間関係になんらかの影響を与えることもあるでしょう。また、第二の性質を具えた患者は、たとえ不快に感じたとしても、そのことを口にはせず我慢をするかもしれません。しかし、その我慢も募れば次第に周囲との人間関係に影響することでしょう。第三の性質を具えた患者は、物事を達観し、不快の感情すらあまり感じないかもしれません。看護者は、そのような患者の性格傾向を把握しておくことにより、同室者の人間関係へのさまざまな配慮や介入が可能になると思います。このことは、患者間のみならず、患者と医療者、患者とその家族、患者の家族と医療者などの人間関係においてもいえることです。

仏典にみられるような人の性質の区別の仕方には、一理あるようにも思います。時代や人種、性別・年齢を越えて、人間はこのような特徴的な性質を具えている存在なのかもしれません。それらは性質の良し悪しではなく、人間の性質の傾向性を区別したものであり、それらを知っておくことによって、よりよい人間関係に活かすこともできるのではないかと思います。

また経典には、「このように、さまざまに人を区別することができるが、その実、人の性質は容易に知ることはできない。ただ、仏だけがこれらの性質を知りぬいて、さまざまに教えを示す」とあります。このことからも、人間同士、いかに相手を理解し合うことが難しい存在なのかを学ぶことができます。この教えを前提に考えるならば、医療の場においてよい人間関係の下に治療や看護が行われるためには、医療・看護者のみならず、それを受ける側もこのことを自覚していることが大切なのではないかと思います。

また、「仏だけがこれらの性質を知りぬいて、さまざまに教えを示す」とありますが、それぞれの性質に応じて、その時折に必要な教えが示されるのであれば、その教えを通じてよりよい人間関係の在りようを学ぶことができるという希望をもつこともできます。

(2) 人間関係の基となる看護者の資質と態度

看護の対象は、生老病死に伴う何らかの問題や障害、あるいはニーズを抱えている人たちです。したがって、仏教看護に携わろうとする看護者も、自ら「生老病死」に向き合い、生と死の超克し難い一線を超えるための努力を怠らない人であることが大切だと思います。

また、自らも健康的な生活を送ることの大切さを自覚し、努めている人であることも望まれます。そうであってこそ、対象との信頼関係や望ましい人間関係が築けるのではないでしょうか。そのような意味でも、次のような資質や態度をたとえ一つでも身につけようと心がけることが大切ではないかと思います。

①　看護という行為に自ら喜びと誇りを感じ
②　だれからも信頼され、折り目正しく品性に香りが感じられるような
③　真の事実を大切にし、嘘をつかず
④　むさぼりの心、怒りの心、愚かな心から離れ
⑤　明るく、未来の世に希望をもち
⑥　すべてにおいて節度をわきまえ
⑦　時間を守り、約束を忘れず
⑧　すべての対象に対して公平であり
⑨　見え透いたお世辞や二枚舌を使うことなく
⑩　毎日何かを学び、反省し
⑪　謙虚であり
⑫　人とは争わず、柔和であり
⑬　優しい言葉を口にすることができ
⑭　心に静けさがある

⑮　死に対する強い恐怖心や不安がなく
⑯　温かいまなざしと鋭い洞察力を有し
⑰　未来の世に信があり、恥じる心があり
⑱　努力し、励み
⑲　ものごとに執着することがなく
⑳　心の念いが安定しており、行いが静かである

これらの資質や態度については、仏教の経典にある教えをその基としています。もしも、患者やその家族、同僚との人間関係がうまくいかないという現実に直面したならば、これらの教えを通じて自身を振り返り、その原因を探ることができるかもしれません。毎日遅刻をしたり、約束を忘れたり、二枚舌を使うようなことがあれば、当然、周囲の人間との信頼関係が損なわれ、ひいては人間関係にも影響することでしょう。繰り返しになりますが、「人の性質は容易に知ることはできず、仏だけがそれらの性質を知りぬいていて、さまざまな教えを示すことができる」のであれば、今自身に求められていると思われる資質や態度を、これらの教えの中から振り返ってみることも、よい人間関係を築く上に活かせるのではないかと思います。

3 仏教看護における人間関係の実際

互いの性質を容易に知ることのできない者同士が、医療・看護の場において、どのようにすれば少しでもよい人間関係、信頼関係を築くことができるのでしょうか。ここでは、仏教の教えを通じて、人間関係の実際について考えます。

(1) 仏教の教えに学ぶ人間関係の実際

❖「四無量心」の教えにみる人間関係の基本となる態度

仏教の人間愛の精神は、まさに「慈悲」という言葉に集約することができるようです。仏教における「慈悲」は、元来、他者に利益や安楽を与えるいつくしみを意味する（慈）と、他者の苦に同情し、これを救済しようとする思いやりを表す（悲）の両語を併挙したものであるとされています。この教えを漢字で表現すると「抜苦与楽《ばっくよらく》」となり、慈悲の基本的な精神であるともいわれています。これは、人間関係の基本となる教えのように思われます。経典『スッタニパータ』[7]には、慈悲について次のような記述があります。

「あたかも、母が己《おの》が独《ひと》り子《ご》を命を賭《か》けても護《まも》るように、そのように一切の生きとし生けるものどもに対しても、無量の（慈《いつく》しみの）こころを起すべし。また全世界に対して無量の慈しみの意《こころ》を起すべし。上に、下に、また横に、障害なく怨みなく敵意なき（慈しみを行うべし）。立ちつつも、歩みつつも、坐しつつも、臥《ふ》しつつも、眠らないでいる限りは、この（慈しみの）心づかいをしっかりとたもて。この世では、この状態を崇高な境地と呼ぶ」（一四九〜一五一偈）

引用文にもあるように、慈悲の心は、母親がわが身をかえりみず、わが子を守り、愛するような純粋な愛情であり、それは生きとし生けるすべてのものに対して注がれる愛情であると考えられます。慈悲の心については、さまざまな経典において取り上げられており、他人をいたわりいつくしむということが、仏教の教えを実践するうえでの基本原理となっているようです。

そして、このような慈悲の心は、「四無量心」という教えにその本質を見ることができます。四無量心とは、先の慈悲の二つの語に、他者の幸福を喜ぶ「喜」と心の平静、平等心の「捨」が加わったもので、人間関係において成り立つ四つの計り知れない利他友愛の心を示すもので、次の四つの内容をいいます。

①慈：相手の苦の状態を見て、何とか楽な状態にしようとすること
②悲：相手に対して苦の状態を除こうとすること
③喜：相手が楽になったことを妬まずに喜ぶこと
④捨：怨念や親しみを捨て、相手に対して平等に利すること

ここに示されている人間関係では、①の「慈」と②の「悲」は自分から対象に向けられる意思的で、積極的な思い、願い、行動を、そして③の「喜」と④の「捨」は相手から向けられる状態や関係に対する心の在りよう、姿勢、態度などを示しているように思います。特に④の「捨」の態度は、無私の心で平等に対象に関わる中から生まれる関係であり、相手の幸福がそのまま自分の喜びとして還ってくる世界のことをいいます。言い換えれば、相手を救おうとするところに、自分も救われているような人間関

係といってもいいかもしれません。

ところで、「捨」とは、もともと「無関心」という意味があり、「慈悲」ということにとらわれない境地が相手に通じることによって生じる「心」であると考えられます。慈悲が相手に通じた時点で、それが「捨」の立場になるということにおいて、慈悲の精神本来の意味があるように思われます。

たとえば、病院における看護者―患者という関係でみてみると、「捨」という立場には看護者―患者という対立したあり方や上下関係はなくなってしまいます。もちろん、看護者、患者という立場・役割において、看護する側とされる側という関係が成立していますが、看護者側から見た「捨」には個々の患者に対する関心を発露として、その人がその人らしくあることを願い、病気に苦しむその人の苦悩をやわらげたい、取り除きたいという願いに結びついています。

その願いに心が動かされ、自然に、しかも積極的に行動として起こされる立場が「捨」ということになります。もちろん、「捨」という立場・態度には、看護の専門家としての知識・技術が伴っていなければならないことはいうまでもありません。このように「四無量心」の教えは、看護の場において、看護の主体である看護者と対象とがよりよい人間関係を築いていくうえでの大切な態度であり、行動の原点となるものです。

❖「四摂法《ししょうぼう》」の教えにみる理想的な人間関係

仏教における理想的な人間関係は、「菩薩道《ぼさつどう》」にも集約されると考えられます。菩薩とは、悟りをめざし、仏道を求めて、自己を犠牲にしてでも、四無量心を実践しつつある人びとのことをいいます。この菩薩をめざす人間関係は、次に示す四段階によって完成されると考えられます。これを「四摂法」「四摂事《ししょうじ》」ともいい、菩薩がおさめとって救い、親愛の心を起こさせ、適応の状態にいたらしめることをいいます。四摂法の「摂」には、引き寄せてまとめるという意味があり、人びとを引きつけて救うための四つの徳とされていますが、具体的には次のような四段階をさしています。

①布施《ふせ》：物心両面で相手のために尽くすこと
②愛語《あいご》：やさしい言葉をかけること
③利行《りぎょう》：相手のためになる行為をすること
④同事《どうじ》：相手と同じ立場に立つこと

福祉実践者でもある看護者は、看護行為や態度においても、この菩薩道としての四摂法を実践することで、対象者との信頼関係、望ましい人間関係を築くことができるものと思われます。この四段階は、宗教的、仏教的な態度・行為であるというよりも、看護を実践するうえで看護者に求められている基本的な要素ではないかと思います。布施や利行においては、看護の専門的知識・技術がなければできない行為であることはいうまでもありません。

看護者一人ひとりが、先に取り上げた「四無量心」を保ち、「四摂法」を実践することによって、対象とのよい人間関係、信頼関係が成立するものと考えます。それは、患者と看護者の関係のみならず、医療・看護にかかわるさまざまな職種間の人間関係においてもいえることです。そのような望ましい人間関係、信頼関係こそが、医療・看護の目的を達成していくうえでの大きな要素となるでしょう。

❖「無財《むざい》の七施《しちせ》」の教えにみる人間関係の基本となる行為・行動

四摂法の教えの最初に「布施」という行為がありましたが、これは物心両面で相手のために尽くすことであり、人々に福利を与えることです。福利とは「功徳と利益。現世での幸福」などを意味する言葉です。『仏教聖典』には次のような「無財の七施」の教えが記されています。つまり、財なき者にもなし得る七種の「布施行」のことです。

①眼《げん》　施《せ》：人の心がなごやかになるようなやさしいまなざしをもって見ていく
②和顔施《わげんせ》：心を開いて柔和な笑顔を絶やさないでいる
③言《ごん》　施《せ》：人に信頼されるような思いやりのこもったあたたかい言葉をかけていく
④身《しん》　施《せ》：身をもって人から敬われ愛されるような行いをなしていく
⑤心《しん》　施《せ》：他人や他の存在に対して思いやりの心を差し向けていく
⑥床座施《しょうざせ》：人が安らげるような場を整えたり、自分の席を譲っていく
⑦房舎施《ぼうしゃせ》：人が泊まる場や休息できる場を施し、もてなしをしていく

このような布施行の教えの内容は、先の四摂法の教えに重なるものがあります。つまり、人間同士の信頼関係、人間関係はこのような行為、行動、態度が発露となって生まれるものではないかと思われます。

以上、述べてきたように、望ましい人間関係、信頼関係を築くための基本となる実践行為は、実にシンプルな態度・行為のように感じられます。にもかかわらず、なかなかそのことを実行できないのも人間であるように思います。まずは、周囲の人間に対して、このようなやさしい態度・行為がとれる看護者であることを目指したいものです。

ところで、サンスクリット語のウパスターナ（upasthāna）には、「近くに立つこと」「傍らに立つこと」の意があり、転じて「奉仕」「世話」「看護」などと訳されています。仏典において「看護」を表す原意が「近くに立つこと」「傍らに立つこと」であることに注目しておきたいと思います。また、ケアの日本語訳の一つである「世話」は、サンスクリット語のセーバー（sevā）からきた言葉であり、サービスの語源でもあるといわれています。セーバーは「親近」という意であり、つまり、親しみをも

って相手に近づくという原意があります。さらに、仏教でいう「共語《ぐうご》」とは、ともに語ること、話し合うことをいいます。

これら三つの概念、すなわち看護の対象に親しみをもって近づき、その傍らにあって、共に語り合い、話し合う行為は、看護の原点であり、それは同時に、望ましい人間関係を築くための最も基本的な最初の行為であると考えています。

（2）感情と人間関係

❖感情と看護

医療現場において、医療者が患者やその家族とよい人間関係を築いていくうえで感情をコントロールすることはとても大事なことです。最近看護界では、「感情労働」という言葉がよく使われます。この言葉は「肉体労働」「頭脳労働」と並ぶ言葉で、人を相手とする仕事で感情が労働の大きな要素となっているものに名づけられた概念です。たとえば、航空機の客室乗務員やさまざまな接客業、ソーシャルワーカーなど、対人サービスの職種はすべて感情労働者ですが、中でも看護職は感情労働にもっとも相当する仕事であるといわれています。個人的には、看護職には「肉体」「頭脳」「感情」のいずれもが求められており、しかもそのバランスがとれていることが大切ではないかと思います。

感情労働の特徴として、①対面あるいは声による人々の接触が不可欠であること、②他人のなかになんらかの感情変化—感謝の念や安心など—を起こさなければならないこと、③雇用者は、研修や管理体制を通じて労働者の感情活動をある程度支配する、ということが挙げられています[8)]。どのような仕事にも感情コントロールは必要とされますが、とりわけ看護職は、患者やその家族とのあいだでやりとりされる場面において、感情のコントロールが求められることが多いようです。もちろん、患者やその家族ばかりでなく、医療チームのさまざまな職種間との関係においても求められるものです。

また、看護という感情労働においてやりとりされる感情には、看護職にふさわしい、適正な感情というものが求められており、本来の感情を押し殺さなければならないことがあります。それを感情規則といいますが、意識的・無意識的、具体的・抽象的なものまでたくさんの感情規則があるようです。たとえば、「患者さんにはあまりなれなれしい態度をとってはならない」「患者さんが亡くなっても泣いてはいけない」「患者さんの前で怒りを顕にしてはいけない」などの類です。このようなことは、看護教育における授業や臨地実習の場で、また看護現場では上司や先輩を通じて学び取っていくことが多いように思います。

ところで、医師や看護師が患者から暴言を浴びるケースが増えているようです。最近、「失われた信頼関係」と見出しのついた新聞記事を目にしました。そこには次のような内容が書かれていました。一つには、北里大学医学部で臨床医四八五人を対象に調査をしたところ、過去半年間に患者の「暴言」を受けた医師は二五・八パーセントに上り、「暴力」を受けたケースも三・一パーセントあったというものです。また、看護師への暴言・暴力は、医師へのそれよりも、はるかに多いようだとありました。

具体的なケースとして、関東地方の病院の面談室で、末期の入院患者の息子が主治医や看護師を相手に「おれの親を殺す気か」「お前ら、謝れ」とどなり声を上げ、三時間近く罵声を浴びせられた末に土下座を強いられた医師や看護師の精神的ショックが尾を引き、何人かが数週間、職場を休んだ、というものでした。会社勤めの息子は「普通の人」に見えたが、入院時に窓口に伝えた容体の変化が主治医に正確に伝わっていなかったことを知って態度をひょう変させたとありました[9]。多かれ少なかれ、当該関係者間のその後の人間関係には何らかの影響がでることでしょう。

患者家族の怒りが爆発した背景には、直接的原因や条件が関与していることはわかりますが、それでも看護者はこのような状況下で、感情規則の下、さまざまな感情を押し殺さなければならないとしたら、記事にあるように職場を休んだり、燃え尽きることもあり得るのではないかと思います。看護者がさまざまな看護場面で、感情をコントロールし、感情規則に従うことは、よい人間関係を保つうえで必要なことかもしれません。しかし、どの患者や家族にも平等にやさしく接し、患者や家族の前では決して怒りを顕にしないでいるということは思ったより難しいことかもしれません。なぜならば、看護師とて感情をもった人間だからです。

❖感情と価値的信念

近代看護の祖といわれるナイチンゲール（一八二〇～一九一〇）は、「看護婦の訓練と病人の看護[10)]」という論文の中で「看護婦はどうあるべきか」について書いています。彼女は「看護婦は、ただひたすらに患者の幸せのうえに注ぐ目をもっていなければならない。看護婦は自分の働きに対する報いも、感謝も、それに気づいてくれることさえも、患者に望んではならない」「看護婦は常に親切で思いやりがなければならないが、決して感情に走ってはならない」「感情でもって患者の感情を要求するようなことは、意味のないことであり、患者の体力に対するこれほど残酷な要求はない」「感情を出しすぎたり、押さえすぎたりすることは、患者を火と霜の両方にさらしているようなことになる」などと書いています。

他にも、真に優れた看護者であるための事柄がたくさん挙げられており、ナイチンゲールが、先に述べたようなさまざまな感情規則を看護者に求めていたことがわかります。ということは、時代や国が違っても、「感情」が看護という仕事の大きな要素となっており、それゆえに、多くの価値や信念を含むいわゆる感情規則に類する事柄が求められたと考えられます。

確かに、看護が高度な感情コントロールを必要とされる仕事であることはわかりますが、専門職という名の下に、常にどの患者にも分け隔てなく、愛情をもち、優しく接することは、案外難しいことのように思われます。とりわけ、先のナイチンゲールの言葉「看護婦は、ただひたすら患者の幸せのうえに注ぐ目をもっていなければならない。看護婦は自分の働きに対する報いも、感謝も、それに気づいてくれることさえも、患者に望んではならない」ということはとても難しいことのようにも感じられます。しかし、その後に続く言葉のように、看護者が感情に走った言動をしたり、感情でもって患者の感情を要求したり、感情を出しすぎたり、抑えすぎても患者と看護者間にはさまざまな人間関係上の問題が浮上し、混乱を招くであろうことは火を見るよりも明らかです。

ところで、ナイチンゲールは、真に優れた看護者である条件の第一番目に「〝山上の垂訓〟の意味での心の清い人でなくてはならない。優れた看護婦は自分自身が山上の垂訓とならなくてはならない[11]」としています。「山上の垂訓」は、キリストがガリラヤ湖畔の山上で行った説教で、新約聖書の「マタイによる福音書」の第五章から第七章に記されています。つまり、ナイチンゲールの看護観、看護者像、人間関係の在りようには、クリスチャンとしての価値観や信念、キリスト教の教えがその基となっており、意識的・無意識的に反映されているものと考えられます。

科学的看護を標榜する現代の看護教育や臨床看護の場において、ナイチンゲールが掲げているような価値的信念を取り入れた感情規則を看護者に求めることは難しいようにも思います。しかし、宗教は異なったとしても、「仏教看護」においては、それが可能であろうと考えます。

❖感情と仏教看護における人間関係

看護者に求められる「資質」や「態度、」、人間関係の在りようを考えるうえで、科学的看護では取り上げられない価値的信念を含む事柄を、きちんと取り上げていくことこそが「仏教看護」の仏教看護たる所以であると考えるならば、感情看護でいうところの感情規則に価値的信念を含む事柄が入ってきてもいいのではないかと思います。それは感情コントロールを必要とする看護の質を向上させ、臨床における看護者の精神的・感情的側面の負担を軽減してくれるものであり、ひいては、臨床における好ましい人間関係にも影響するものと考えます。

すでに、本書ではいろいろな仏教の教えを取り上げてきました。それらはほんの一部に過ぎませんが、仏教の教えに触れること、そして仏教の教えのすべてが、よりよい人間関係を保つ方向へと、看護者の感情をコントロールしてくれるのではないかと考えています。たとえば、『ダンマパダ』の中に「人間の身を受けることは難しい。死すべき人々に寿命があるのも難しい。正しい教えを聞くのも難しい。もろもろのみ仏の出現したもうことも難しい」（一八二偈）という教えがあります。

まず、「人間の身を受けることは難しい」とありますが、無数の生き物がいる中で人間として生まれることは大変難しい、というのです。看護の対象としての患者やその家族も、そして看護者も共に今ここに人間として生まれていること自体非常に稀有なことであるとするならば、お互いの出会いとかかわりを大切にできるのではないかと思います。看護する側にもされる側にもそのことが自覚できてこそ、公平な立場からの新たな人間関係が始まるように思います。

また「死すべきものは生き難い」とあります。立場こそ異なれ、共に生命を維持するためには食べなければなりません。生計を立てるためには仕事もしなければなりません。看護する側もいつ病いを得、看護される側に回るかもしれません。長生きしたいと願っても、長くても百歳少しの寿命です。だから生き難いということなのでしょう。さらにその生の中で仏教に出会えることは一層困難なことであると教えています。

仏教の教えを通じて、物の道理を正しく知ることによって、心が自由になり、真の安らぎを得ることができれば、自ずと感謝の気持ちが生じ、どのような状況下においても好ましい人間関係につながっていくように思われます。

また、「実にこの世においては、怨みに報いるに怨みを以てしたならば、ついに怨みの息《や》むことがない。怨みをすててこそ息む。これは永遠の真理である」（五偈）という言葉があります。さまざまな人との人間関係において、相手の態度や仕打ち、言動に対して不快や不満の気持ち抱くことはしばしばあります。その感情をいつまでも持ち続けることが「怨む」ということであり、それは相手との人間関係を悪くしたり、よい人間関係に戻ることを妨げるものです。仏教では、「怨まぬことによって怨みがしずまる」としています。この教えなども、人間関係を考えるうえで大切な教えのように思います。

教えを一々挙げれば切りがありませんが、感情と仏教看護における人間関係を考えるうえで、仏教の教えはさまざまな角度から示唆を与えてくれるものです。原始仏典の中でも最古の仏典といわれる『スッタニパータ』は、仏教の原点であり、『ブッダのことば』（中村元訳、岩波文庫）として和訳されています。また、パーリー仏典の『ダンマパダ』は、一般に「法句経」と呼ばれ、『ブッダの真理のことば』（中村元訳、岩波文庫）として和訳されています。折に触れて、これらの仏典を開くとき、きっと教えを通じてブッダが語りかけてくれることでしょう。

引用文献
1）杉田峰康著『こじれる人間関係』（創元社、一九八九年、六）

2）ダニエル・ゴールマン著、土屋京子訳『ＥＱ―こころの知能指数』（講談社、一九九六年、二四五～二四九）
3）内山喜久雄著『ＥＱその潜在能力の伸ばし方』（講談社、一九九七年、第四章）
4）鈴木秀子著『愛と癒しのコミュニオン』（文春文庫、二〇〇一年、二〇三～二〇八）
5）ルドルフ・シュタイナー著、西川隆範訳『人間の四つの気質』（風濤社、二〇〇二年、四七～五〇）
6）『和英対照仏教聖典』（仏教伝道協会、二〇〇〇年、一七五～一七七）
7）中村元訳『ブッダのことば　スッタニパータ』（岩波文庫、一九九四年、三八）
8）武井麻子『感情と看護』（医学書院、二〇〇一年、四一）
9）二〇〇七年五月一日（火曜日）の読売新聞朝刊に掲載された「医の現場―疲弊する勤務医２」の記事を引用した。
10）湯槇ます監修『ナイチンゲール著作集　第二巻』（現代社、一九七五年、一二三）
11）同右、一二一

あとがき

現在、日本における仏教系の大学において、看護系の学科が開設されている大学および短期大学が四校あります。カリキュラムの中に「仏教看護」に関連する学科目が必修科目として組まれているところもあります。このような大学や学科が少しずつでも増えていくことによって、仏教看護学なるものが「学」として位置づけられ、体系化されていくことも夢ではなくなってきたようにも思われます。一方では、「仏教看護」に関連する理論研究や事例研究等も増えていくことになるでしょう。

本書を通じて、なぜ今、「仏教看護」を問おうとしているのか、なぜ看護論や看護学に、あえて「仏教」をつけようとするのかについておわかりいただけたら嬉しく思います。

いのちの生老病死の過程には、科学では解明できない感覚的な世界がしばしば存在します。仏教の教えを科学的な看護の世界に取り入れることによって、科学では解明できない世界が広がるのだとしたら、あるいは、いのちに「愛」と「癒し」を与え、自己治癒力を高め、時には、死さえも自然な命の営みの過程であるとその人が受け入れることができるのであれば、仏教看護を実践していく意味は大きいのではないかと考えています。

仏教の専門家からみたら、お叱りを受けるような教えの解釈も多々あることでしょう。しかし、少しでも利用者の立場に立った、よりよい看護を提供したいという看護者の願いに結びつく看護論の提示が素意であったことをもって、お許し願いたいと思っています。

『仏教と看護―傍らに立つ』に引き続き、『仏教看護論』を出版する機会を与えていただいた三輪書店の青山智社長に心から感謝申し上げます。

二〇〇七年七月　湖国木之本の寓居にて　　藤腹　明子

平成十六年十二月に「いのち」を主題とし、仏教を基にし、将来に活かせる日本的な「いのち」へのかかわりの理論と方法と実践を開拓していくことを志向して、「仏教看護・ビハーラ学会」を設立いたしました。仏教と看護の連携や日本的な看護のあり方についても、学会を通じて、より多くの方々とともに研究と実践を展開していきたいと願っております。ご関心のある方々のご入会をお待ちしております。学会やご入会手続き等は、左記のホームページをご覧ください。

仏教看護・ビハーラ学会（ホームページ http://www.jabnvs.gr.jp）

事務局　〒529―0425　滋賀県伊香郡木之本町木之本九四二番地

■著者略歴

藤腹明子（ふじはら・あきこ）
滋賀県生まれ。国立京都病院附属高等看護学院卒業。佛教大学文学部佛教学科卒業
日本死の臨床研究会世話人。日本ホスピス・在宅ケア研究会理事。仏教看護・ビハーラ学会会長
著書に『仏教と看護』（三輪書店）、『看取りの心得と作法17カ条』（青海社）、『死を迎える日のための心得と作法17カ条』（青海社）、共著に『臨終行儀』（北辰堂）、他

仏教看護論

2007年11月15日　第1版第1刷発行©

著者———藤腹明子
発行者——青山　智
発行所——株式会社三輪書店
東京都文京区本郷6-17-9　〒113-0033
電話（03）3816-7796（代）
http://www.miwapubl.com
印刷———壮光舎印刷株式会社

ISBN 978-4-89590-285-4 C3047 Printed in Japan

索引

『　』は書名

さ 行

た 行

な 行

は 行

ま 行

や 行

ら 行

わ 行